어르신 인지능력 쑥쑥
즐거운 색칠하기

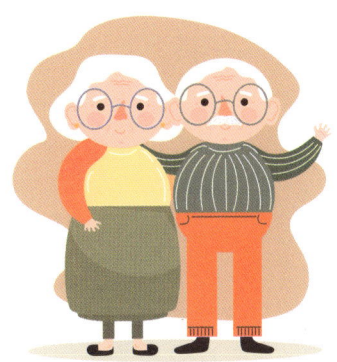

구성 | 치매예방교육회

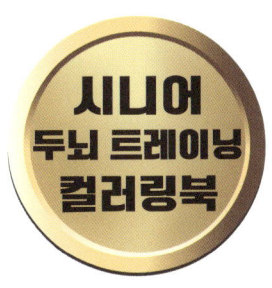

이가출판사

책을 펴내며

  나이가 한 살 두 살 들어감에 따라 기억력이 예전 같지 않고 인지능력이 저하됨을 느끼면서 내가 혹은 부모님이 치매에 걸린 것은 아닐지 걱정합니다. 물론 다양한 원인에 의해 인지능력이 저하될 수 있지만 그 원인 중 하나는 노화입니다. 노화 과정에서 뇌의 기능이 저하되기 때문입니다. 그렇다고 인지에 변화가 생긴 것을 정상적인 것으로 여기고 노력하지 않으면 점점 일상생활에 불편과 어려움을 겪게 됩니다.

  인지는 어떤 상황에서 무엇을 할지 판단하는 능력을 말하는데, 인지능력에 문제가 생기게 되면 항상 다니던 길을 헤매거나 현관문 비밀번호가 생각나지 않는 상황이 발생하는 등 점차 일상생활이 어려워질 수 있습니다. 그렇다면 그 해결 방법이나 예방책이 있을까요?

  하버드 의대 정신의학과 클라이먼 교수는 기억 속에 익숙하거나 쉽게 연상될 수 있는 단순한 것에서 비롯된 미술 활동이 인지기능 향상에 긍정적 효과가 있다고 하였습니다. 그림을 보면서 기억하는 활동을 통해 뇌를 사용하고 신체를 움직이게 되면 뇌가 활성화되어 인지적 수행능력을 향상하는 데 효과적이라고 합니다.

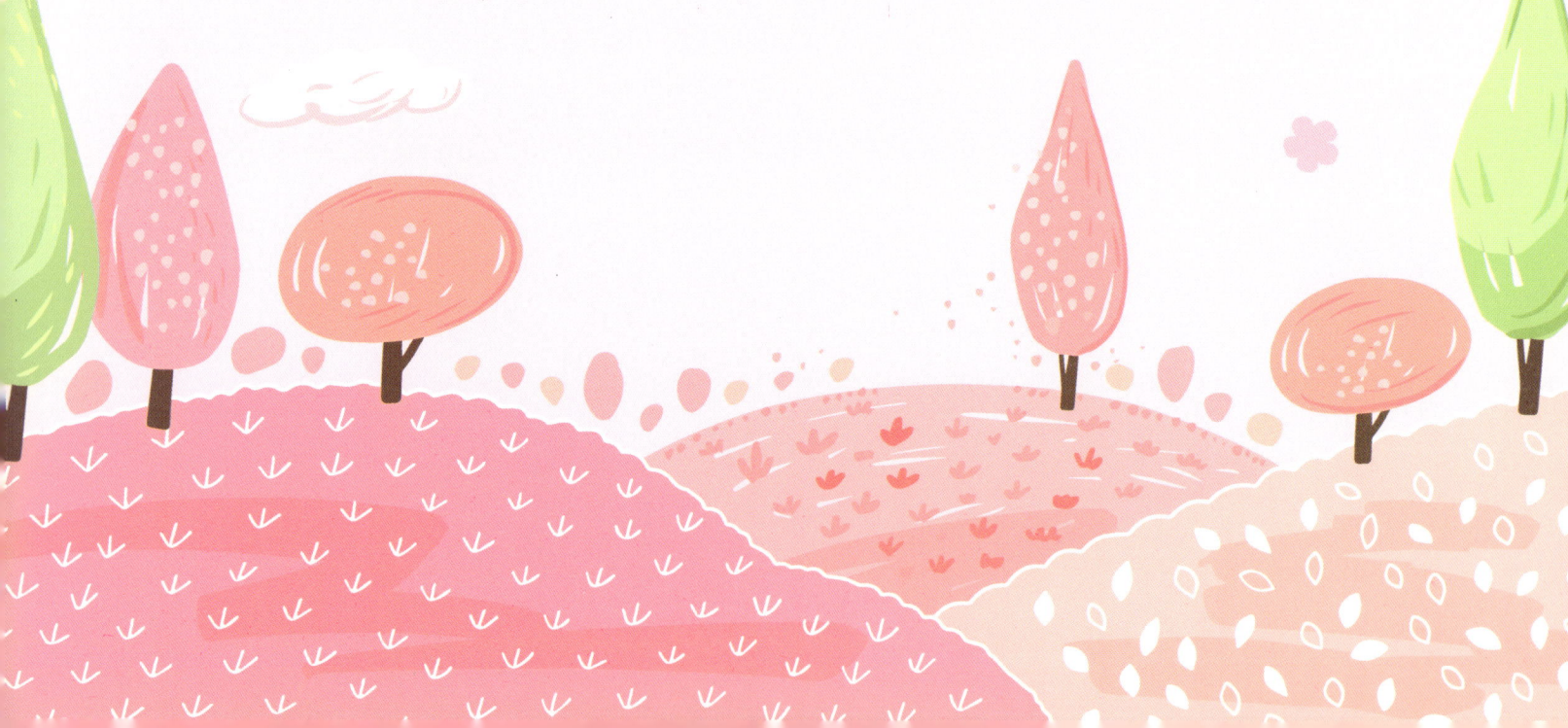

『어르신 인지능력 쑥쑥 즐거운 색칠하기』는 이러한 연구 결과를 토대로 평소에 친숙한 이미지를 소재로 하여 형태과 색을 기억하면서 밑그림이 그려진 그림 위에 색을 칠하여 뇌와 소근육을 자극할 수 있도록 구성하였습니다. 생활에서 접할 수 있는 친숙한 사물, 여행지에서 만나는 사물, 스포츠와 계절 관련 사물, 멋진 포즈의 귀여운 열두 띠 동물 등을 소재로 하였습니다. 알록달록 색칠하면서 색이 주는 힐링의 효과도 도모하였고, 크고 작은 면을 색칠하면서 집중력을 높일 수 있도록 하였습니다.

  견본으로 색칠된 그림을 보면서 똑같이 색을 칠해도 되고, 자신이 좋아하는 색으로 자유롭게 칠해도 됩니다. 시력이 좋지 않고 손 감각이 무뎌져 꼼꼼하게 색칠하기 어려워하는 어르신들이 크레파스나 색연필 등으로 쉽게 색칠할 수 있도록 전체적인 그림을 크게 하고 밑바탕색을 칠해 놓아 작품의 완성도를 높일 수 있게 제작하였습니다.

『어르신 인지능력 쑥쑥 즐거운 색칠하기』는 여가 시간에 즐겁게 색칠하면서 인지능력 향상의 효과뿐만 아니라 결과물을 통한 성취감과 자신감의 회복도 누릴 수 있을 것입니다. 이 책을 통해 어르신들이 건강과 웃음을 찾고 삶의 활력을 높여 백세인생을 누리시길 기원합니다.

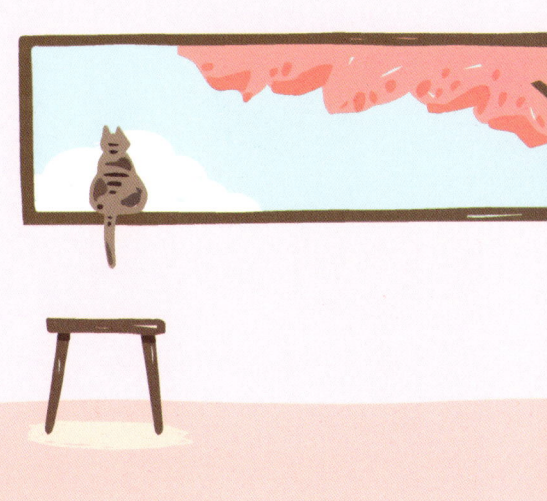

어르신 인지능력 쑥쑥 즐거운 색칠하기

| 차례 |

바람개비 / 카메라 / 열기구
스포츠 / 사탕 / 꽃화분 / 채소
케이크 / 새장 / 서커스
우체통 / 풍차 / 나비
양초 / 우산 / 악기
패스트푸드 / 생활가전
털장갑 / 과일나무 / 요리
십이지신

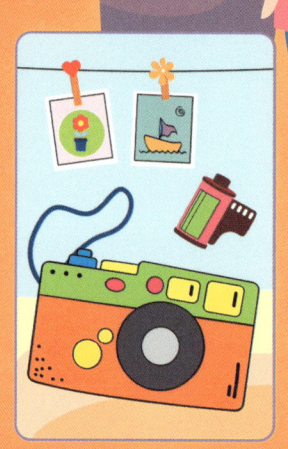
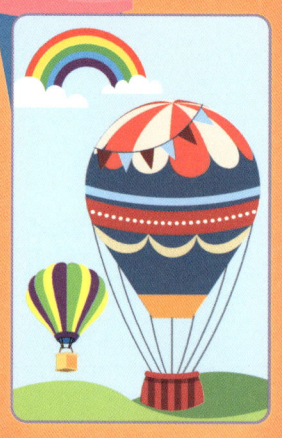
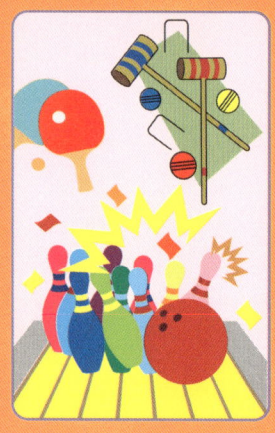
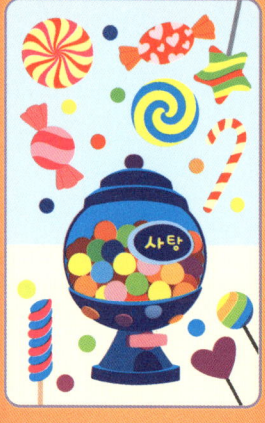
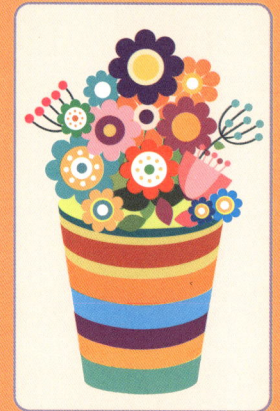
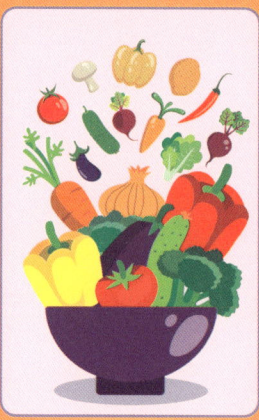
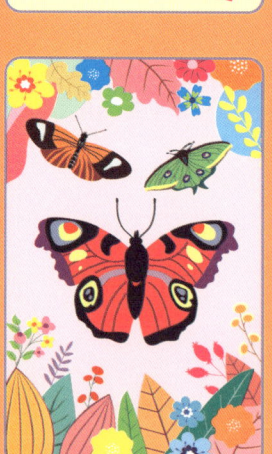
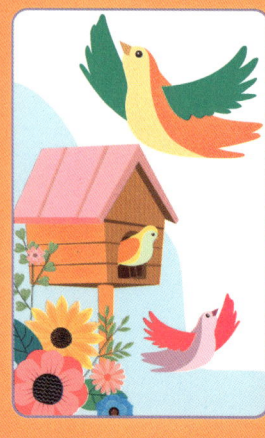
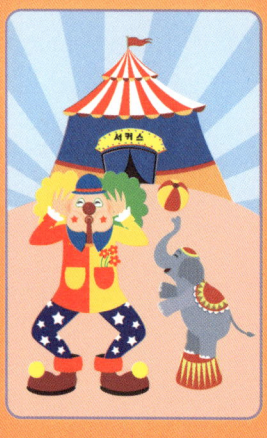
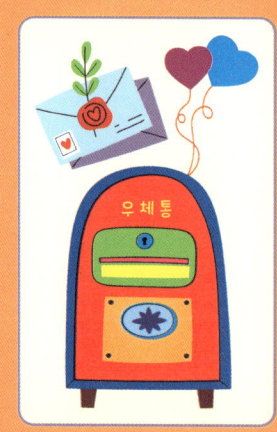
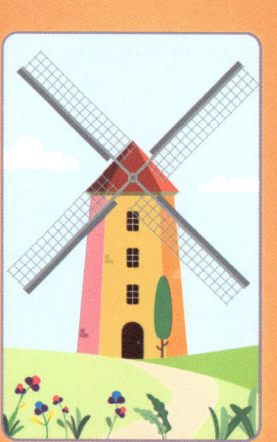

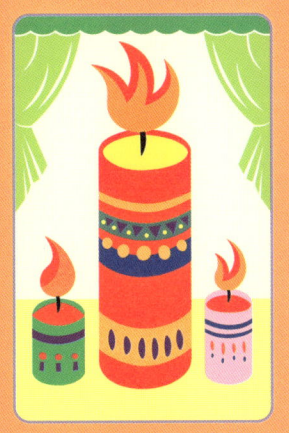 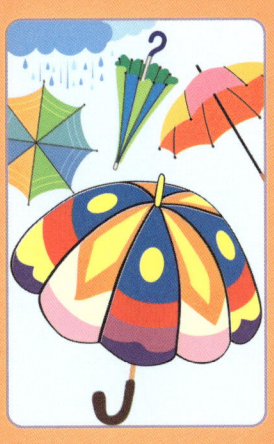 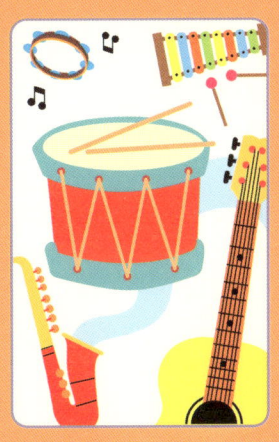 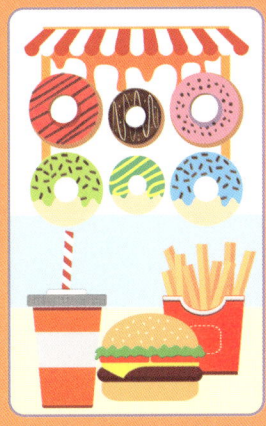 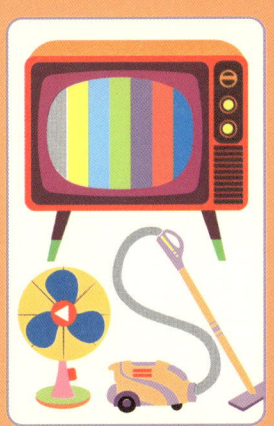
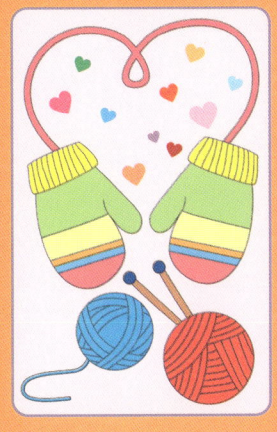 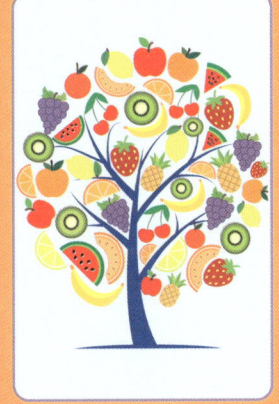 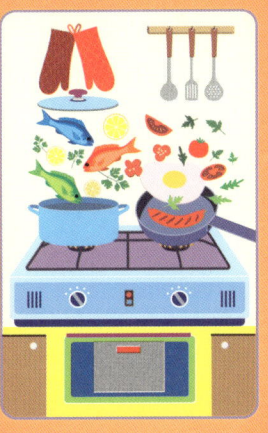 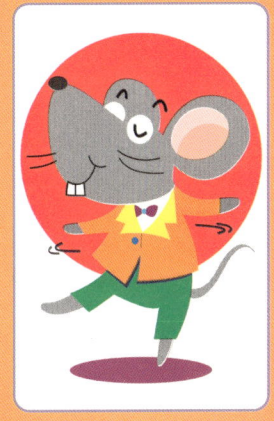 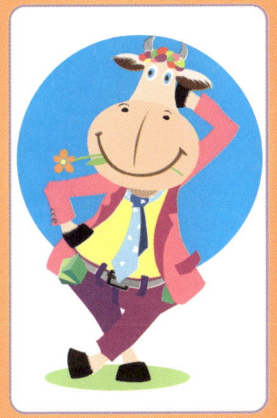
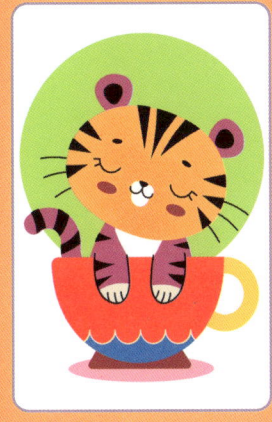 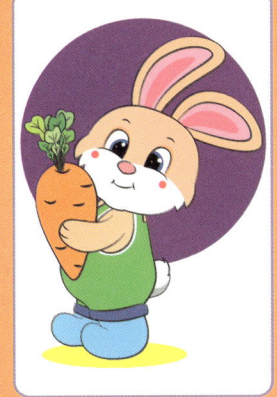 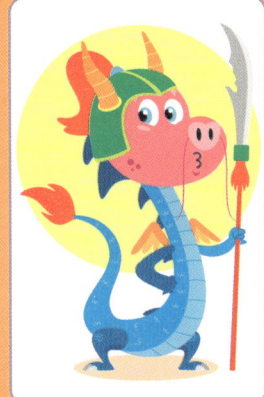  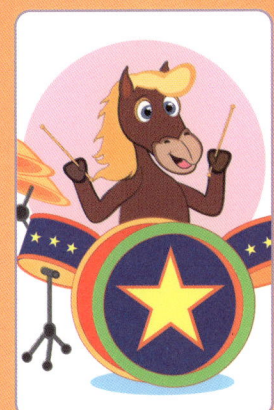
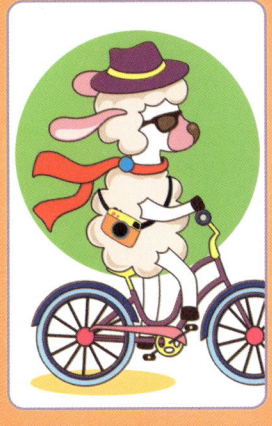 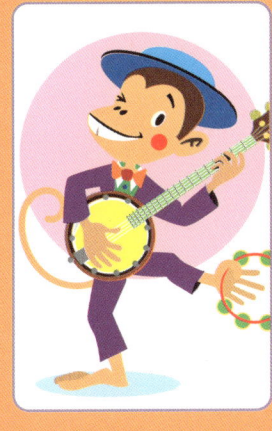 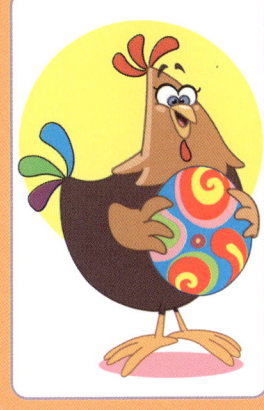 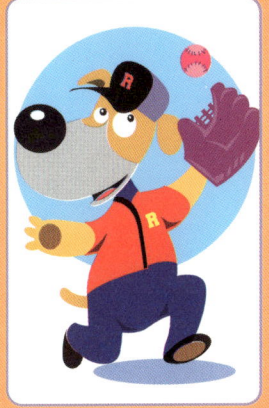 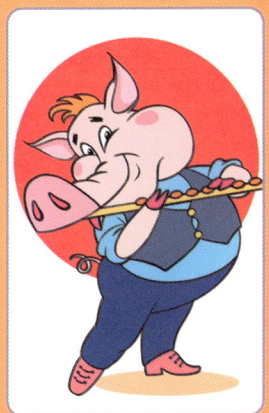

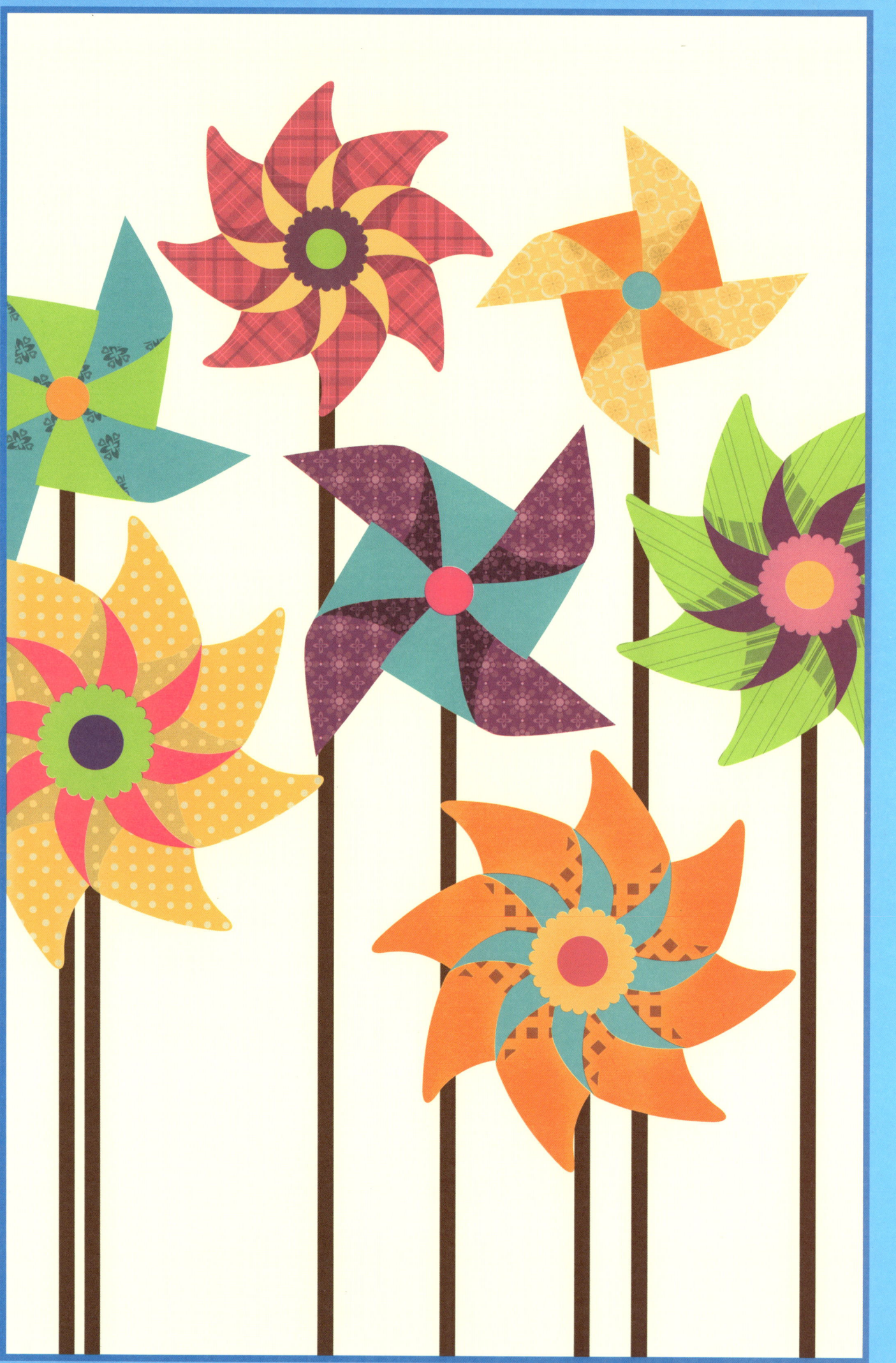

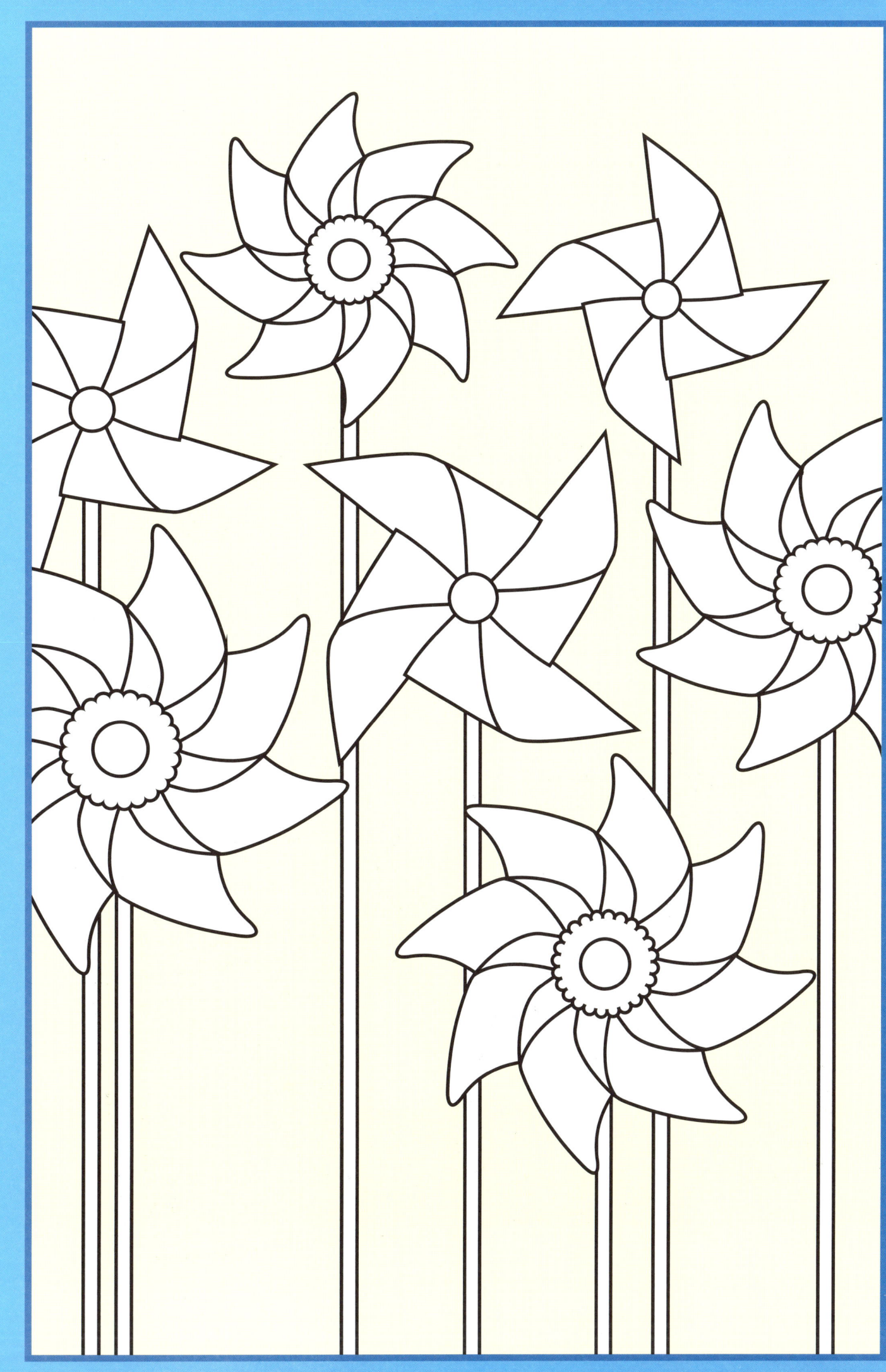

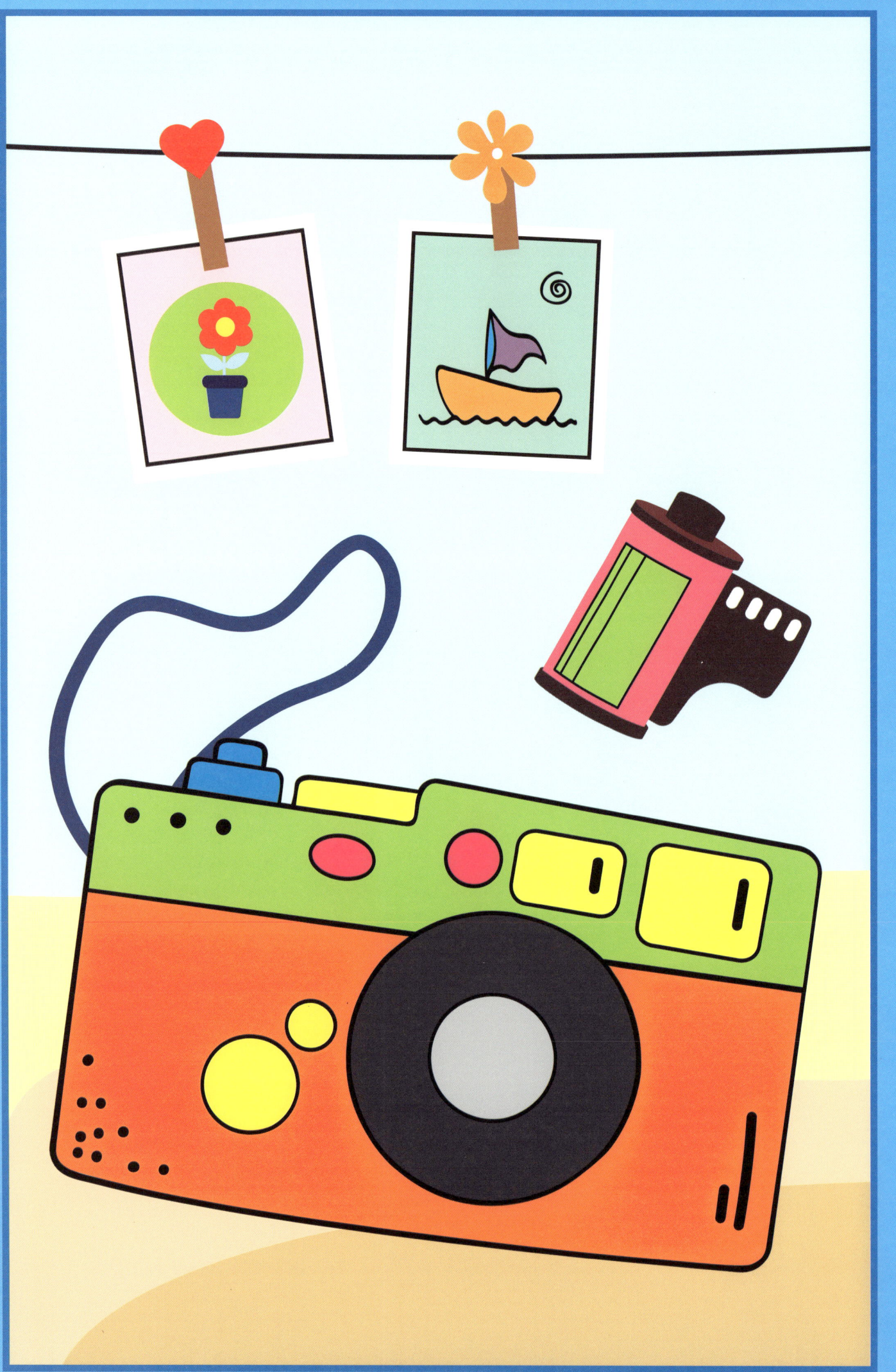

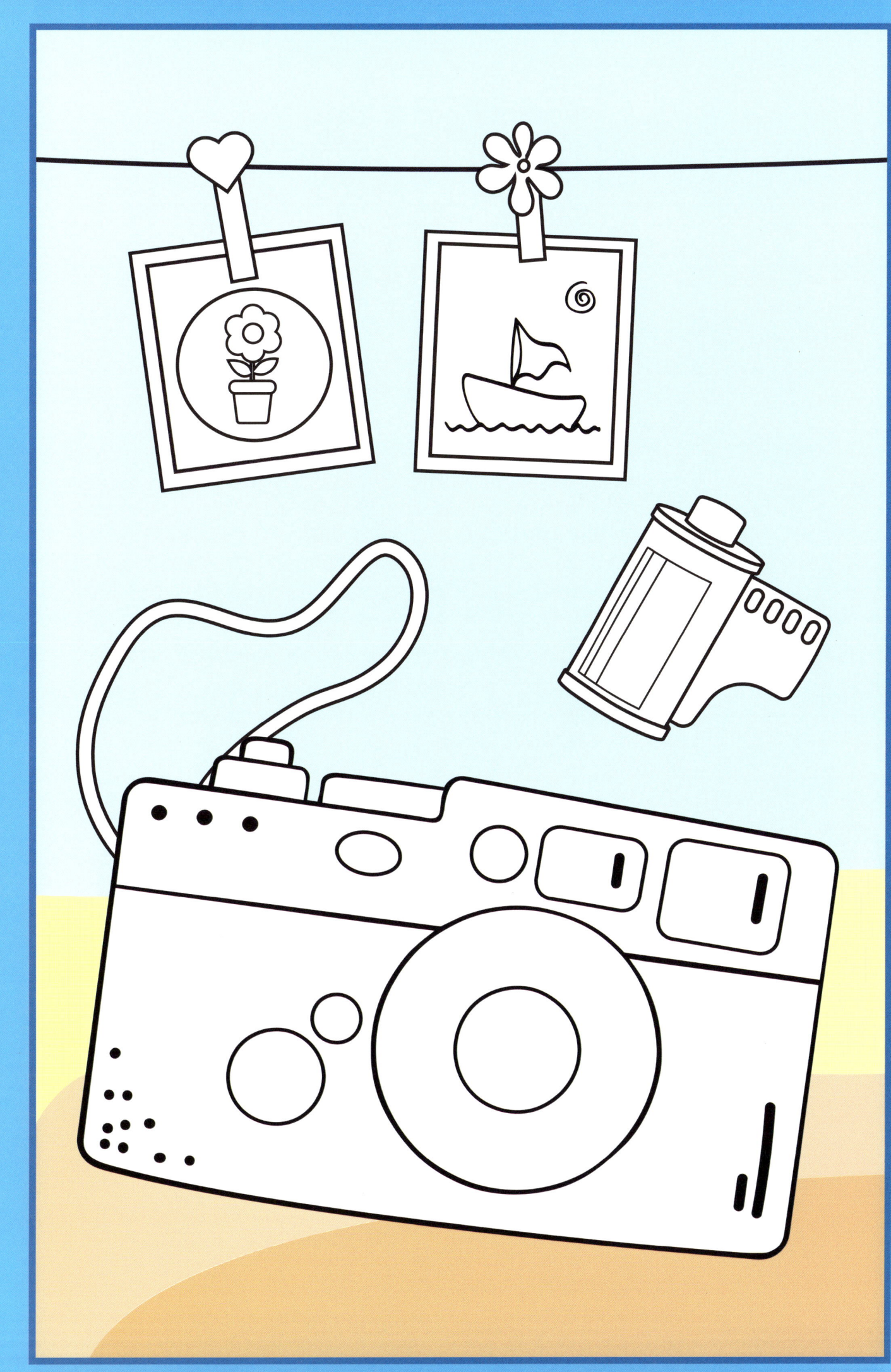

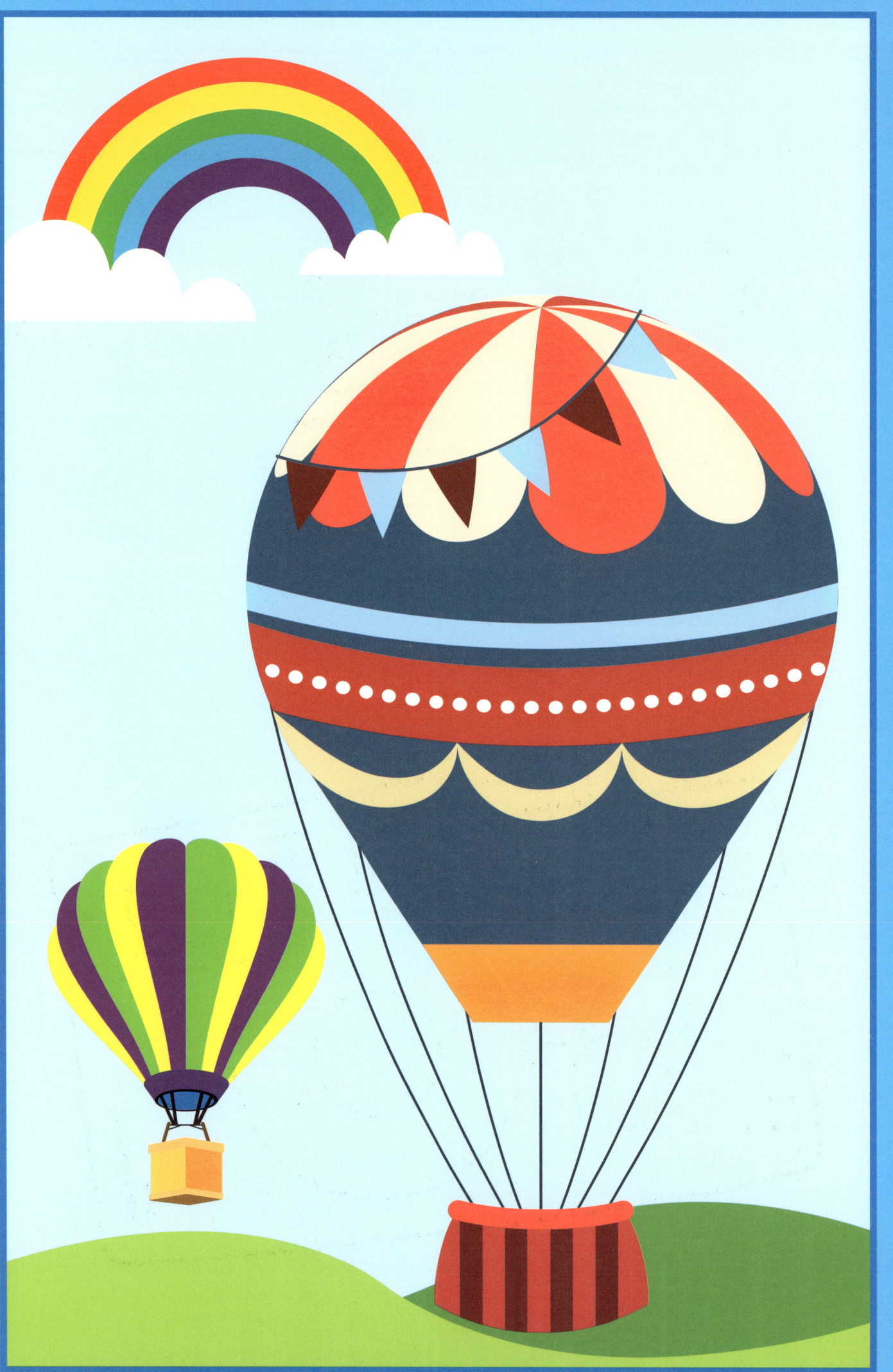

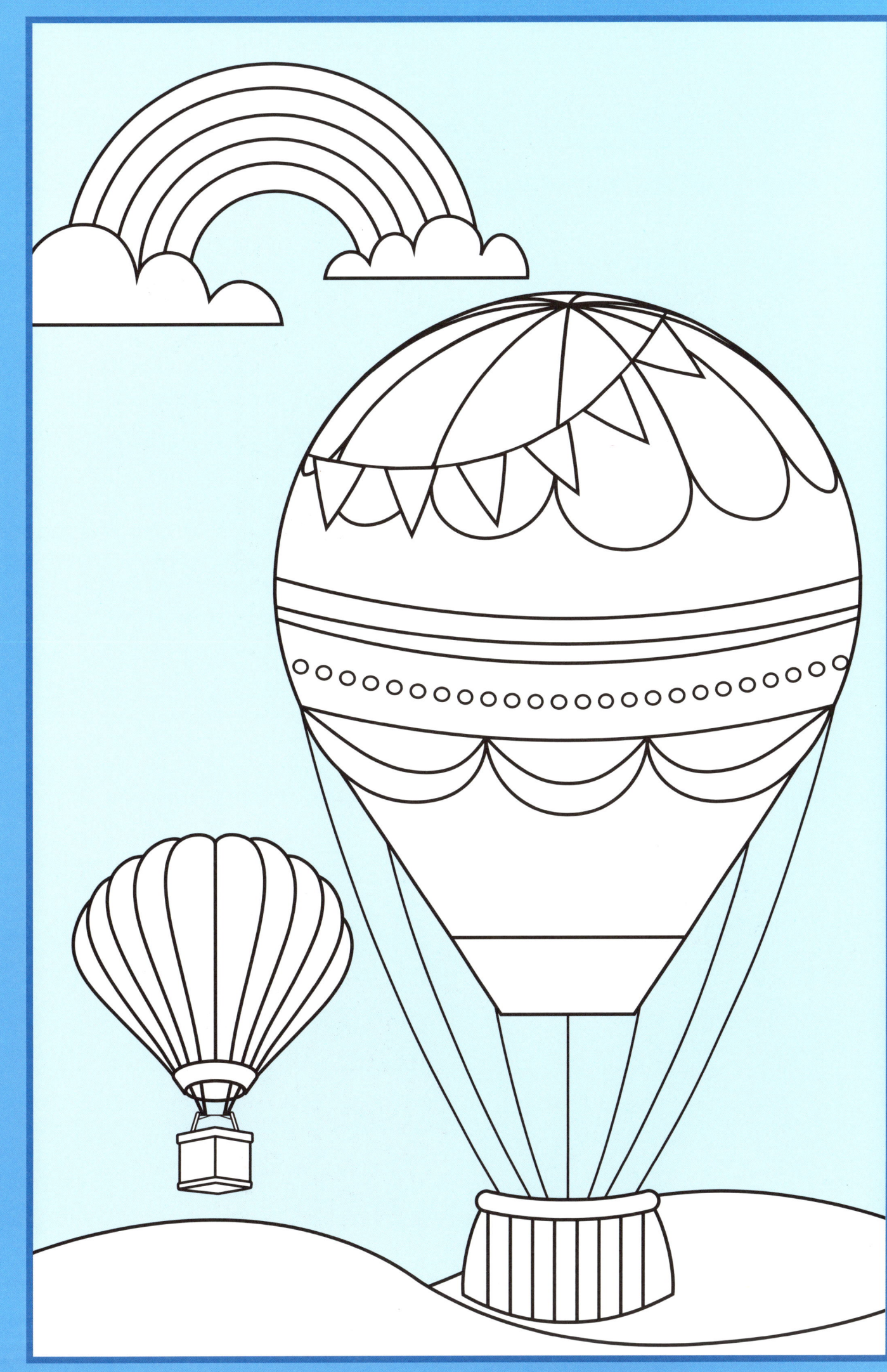

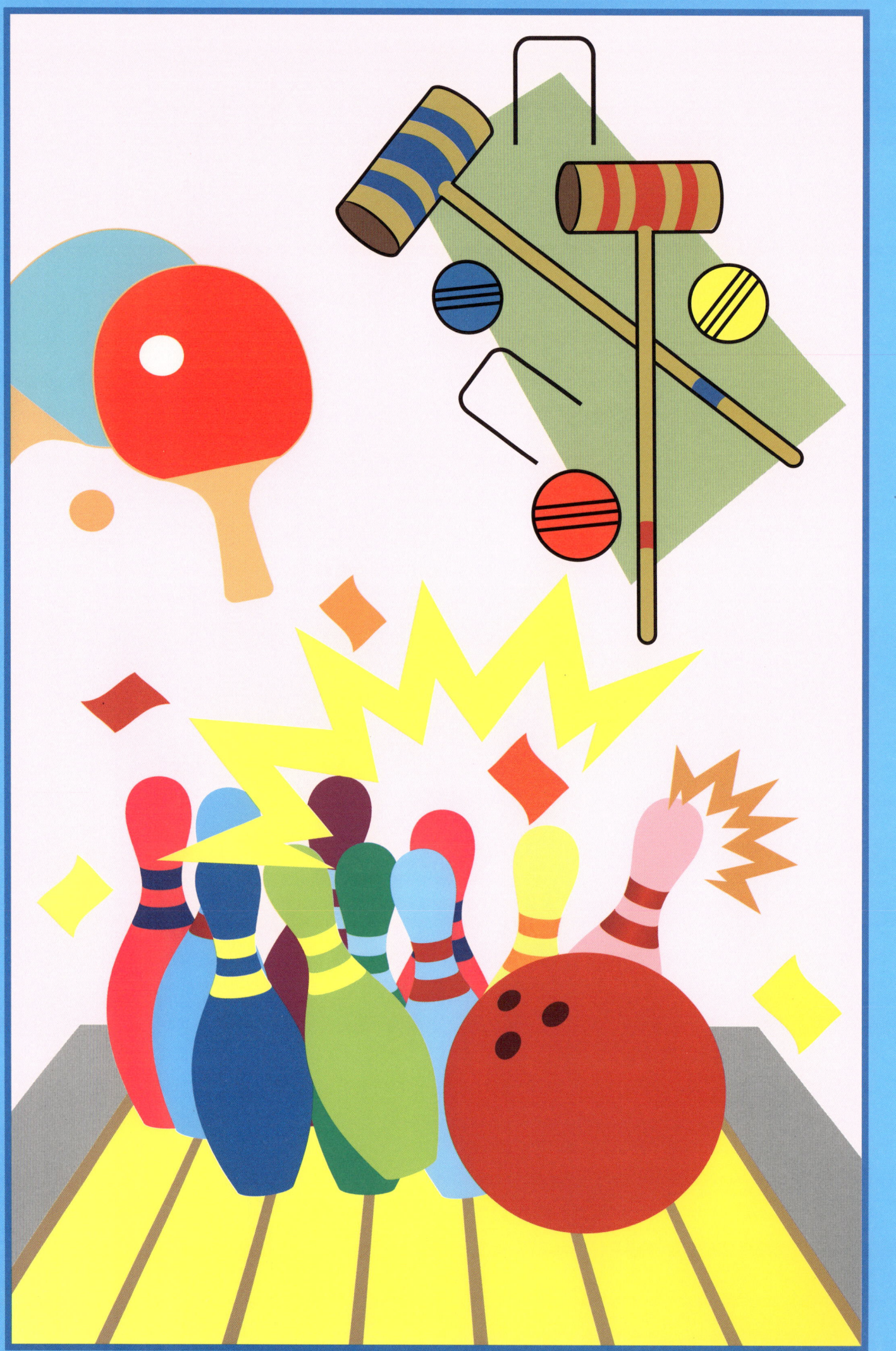

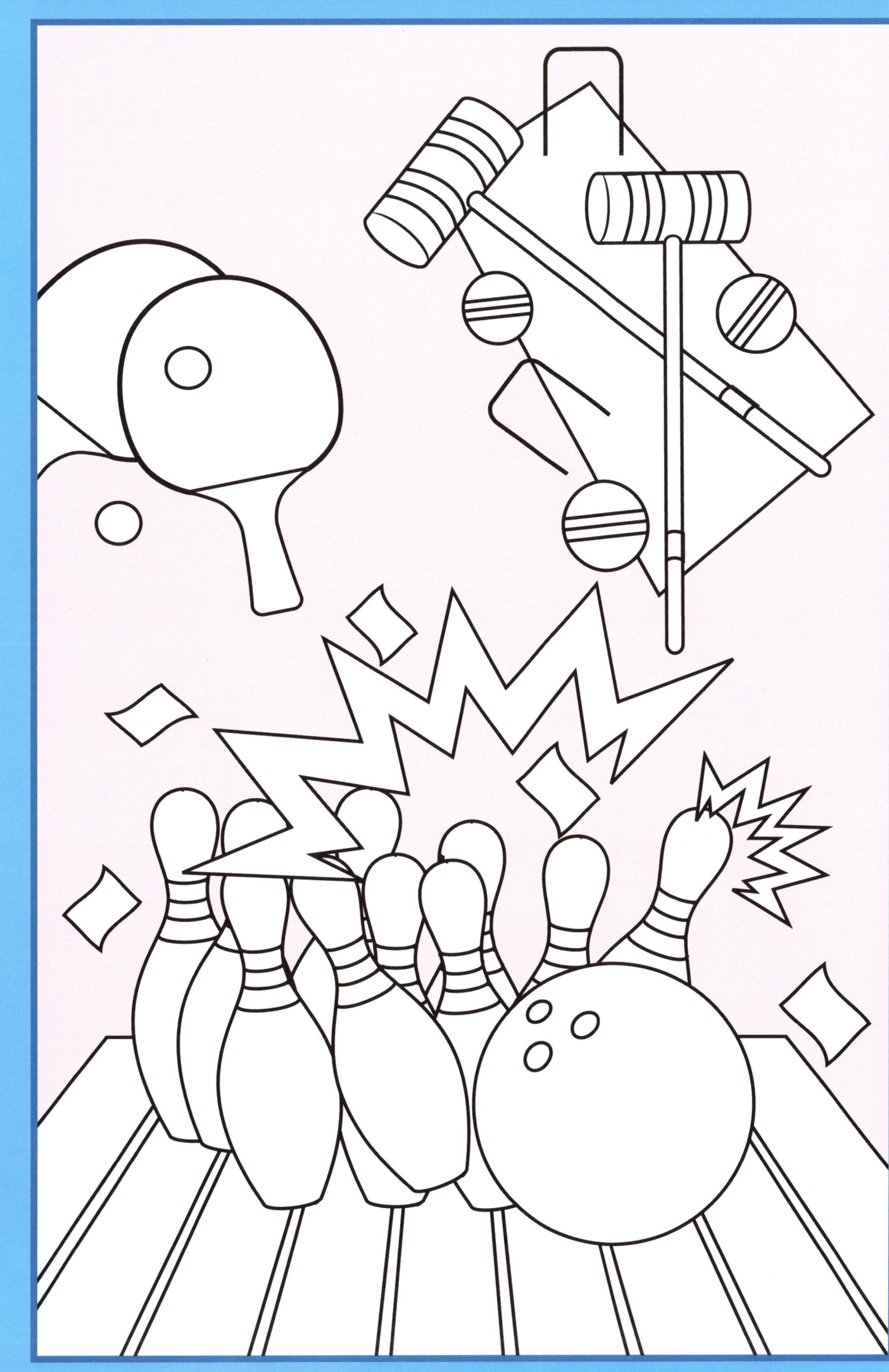

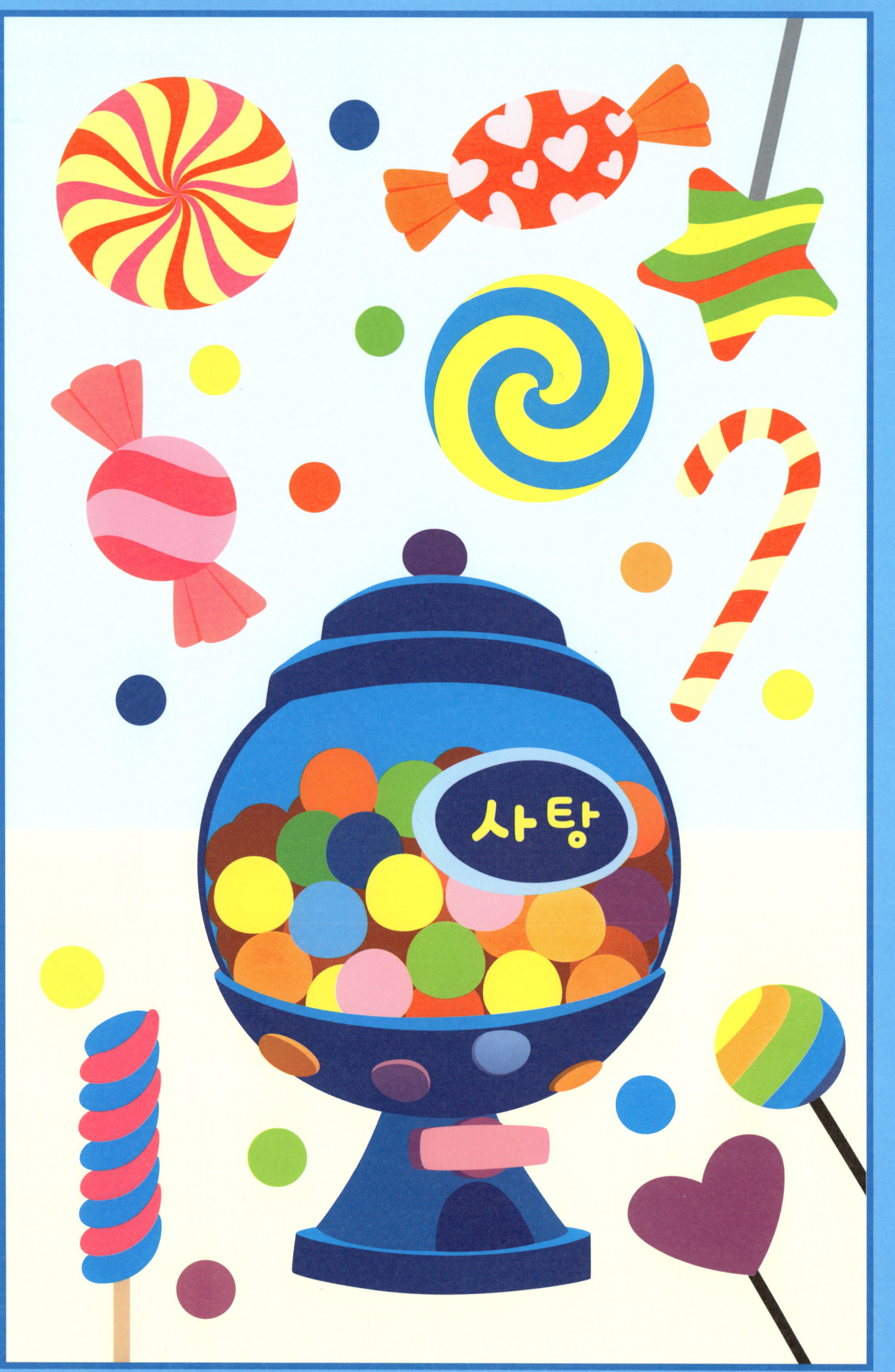

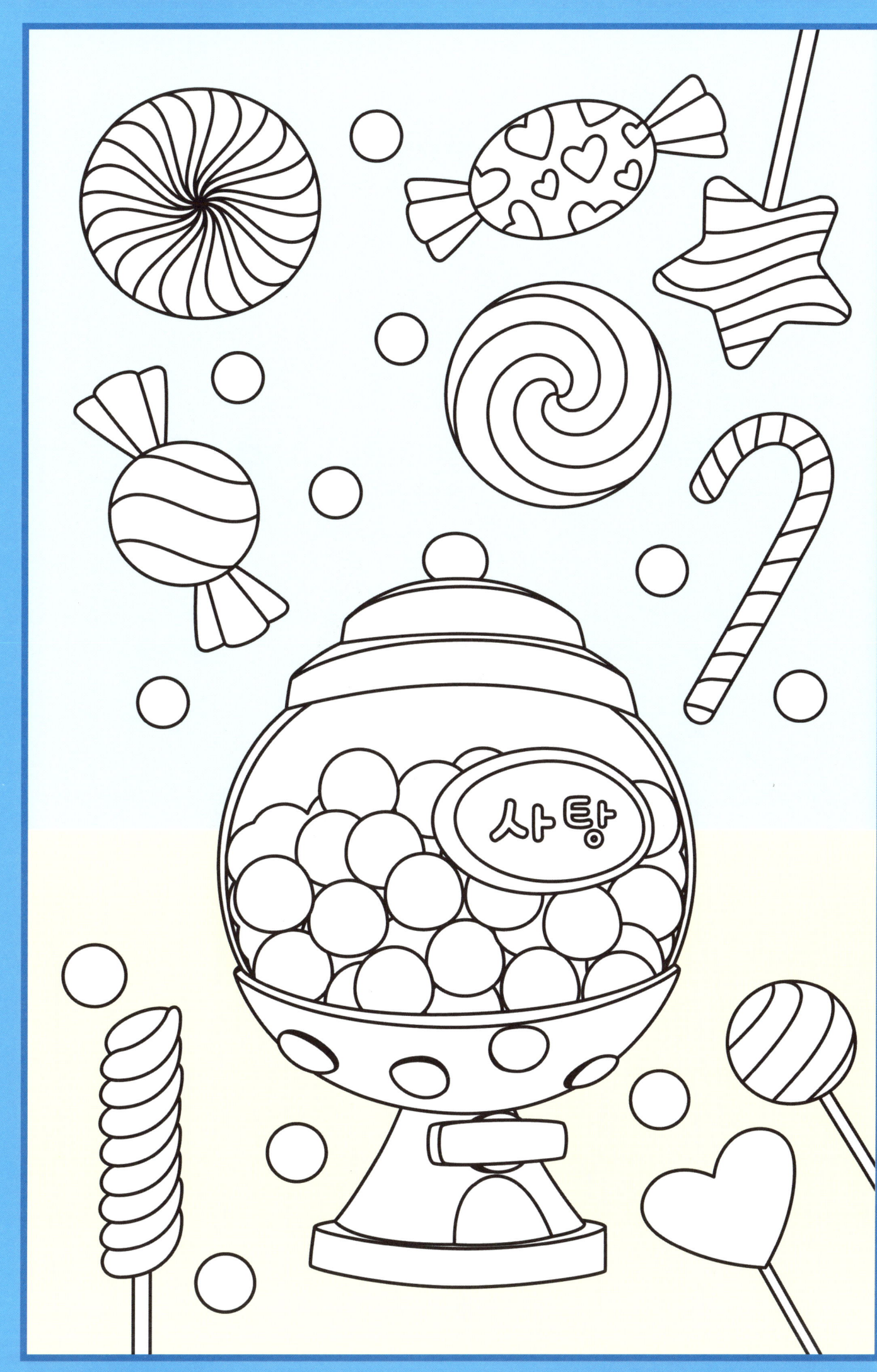

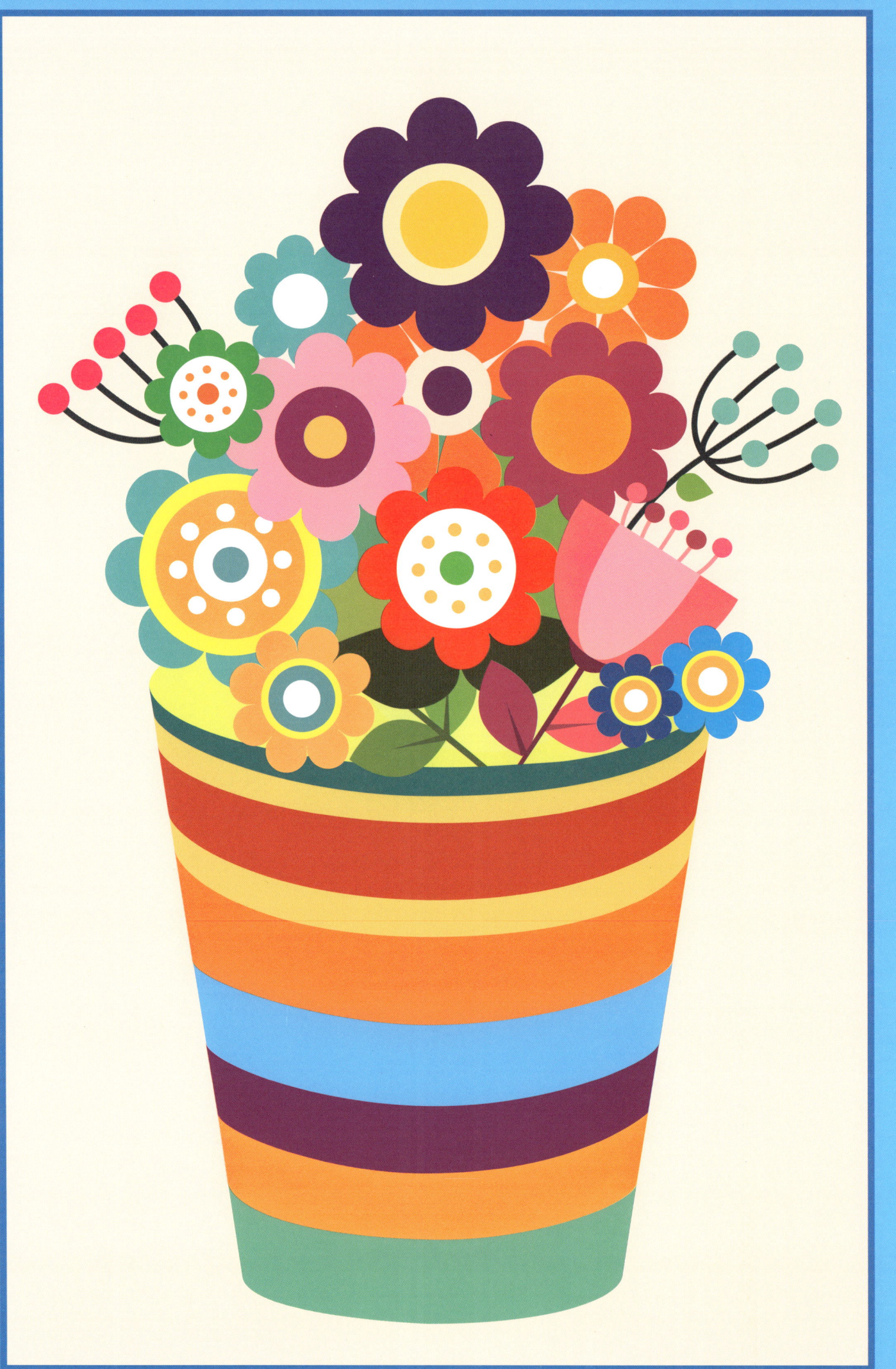

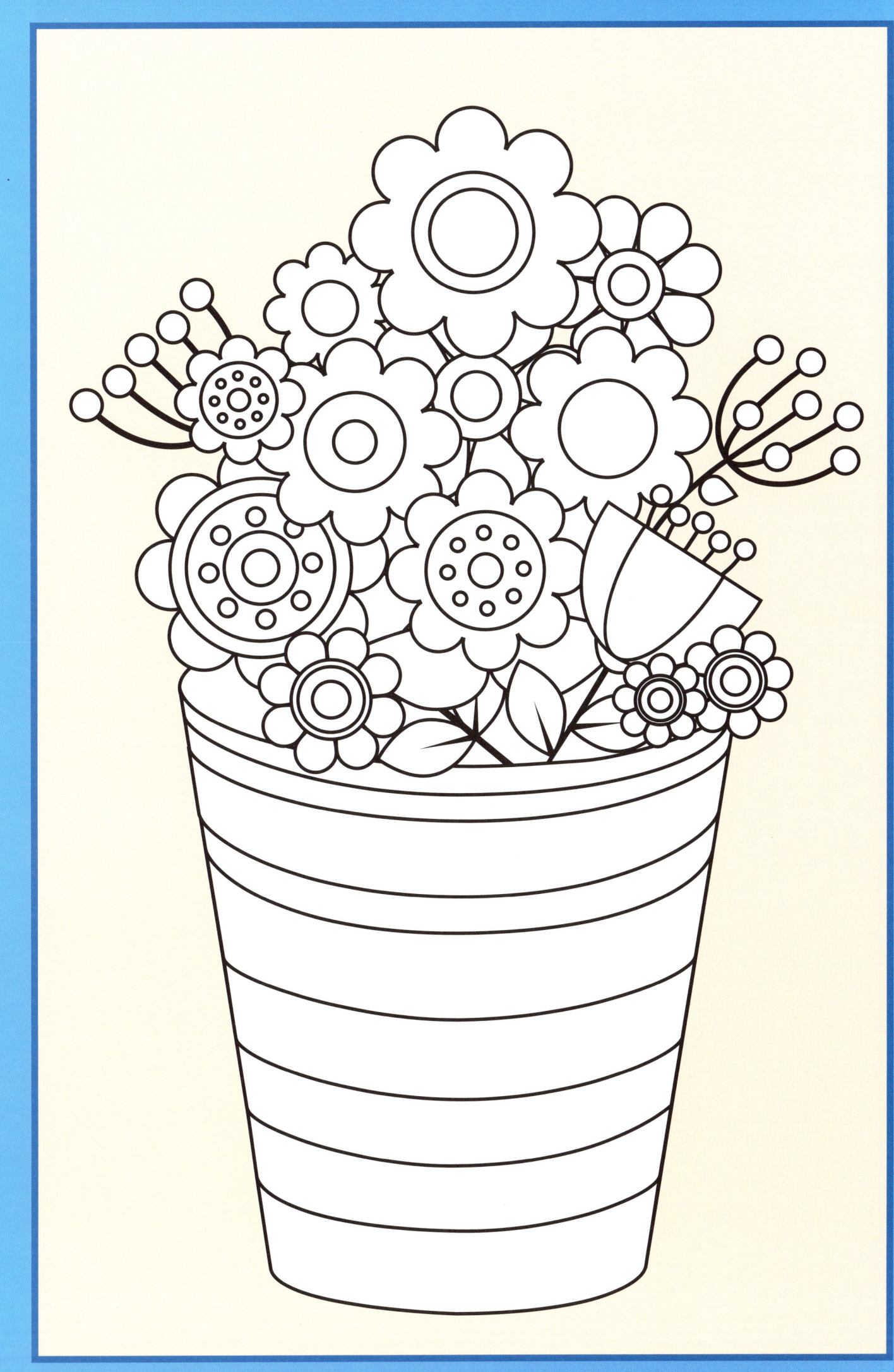

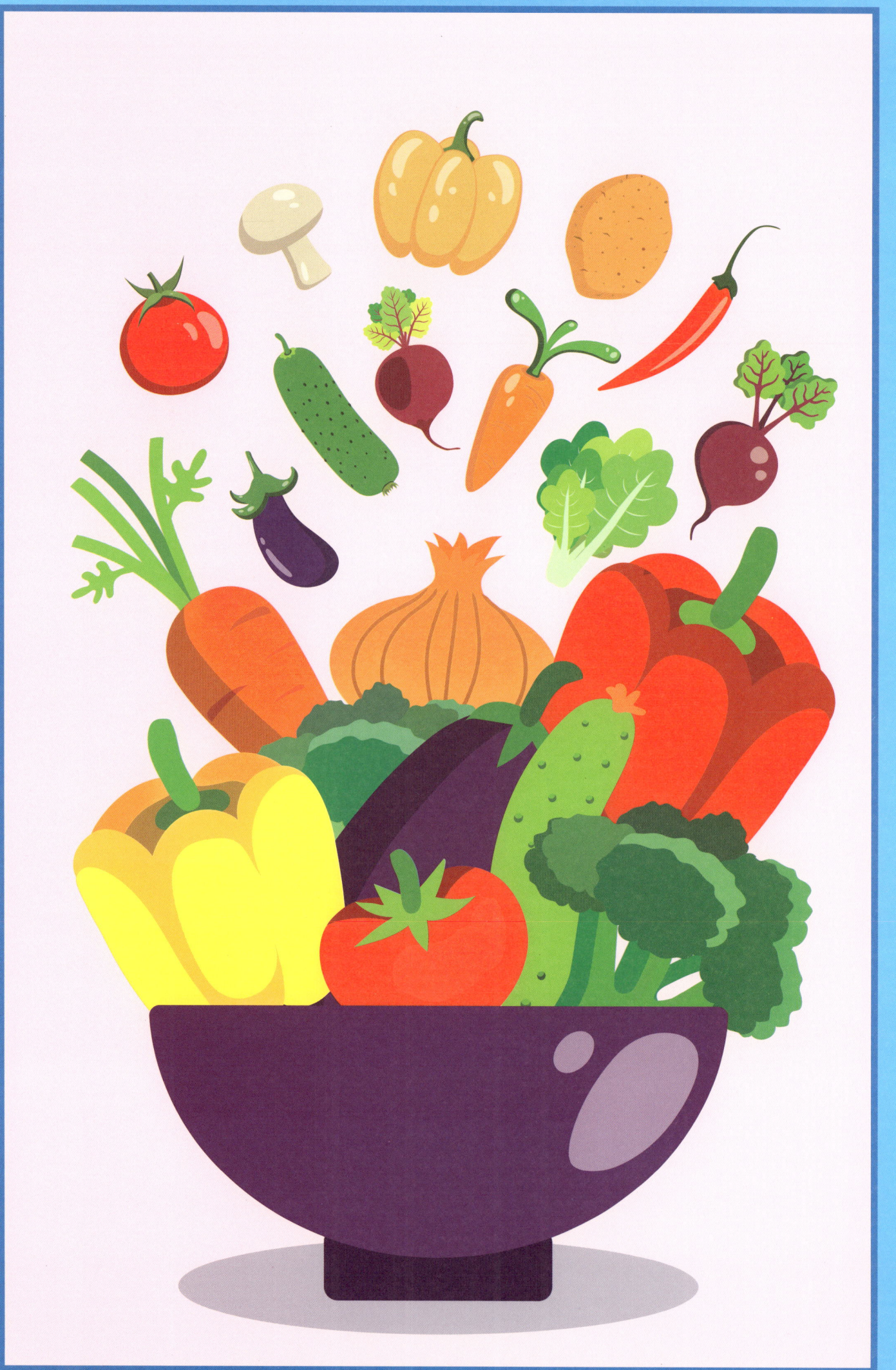

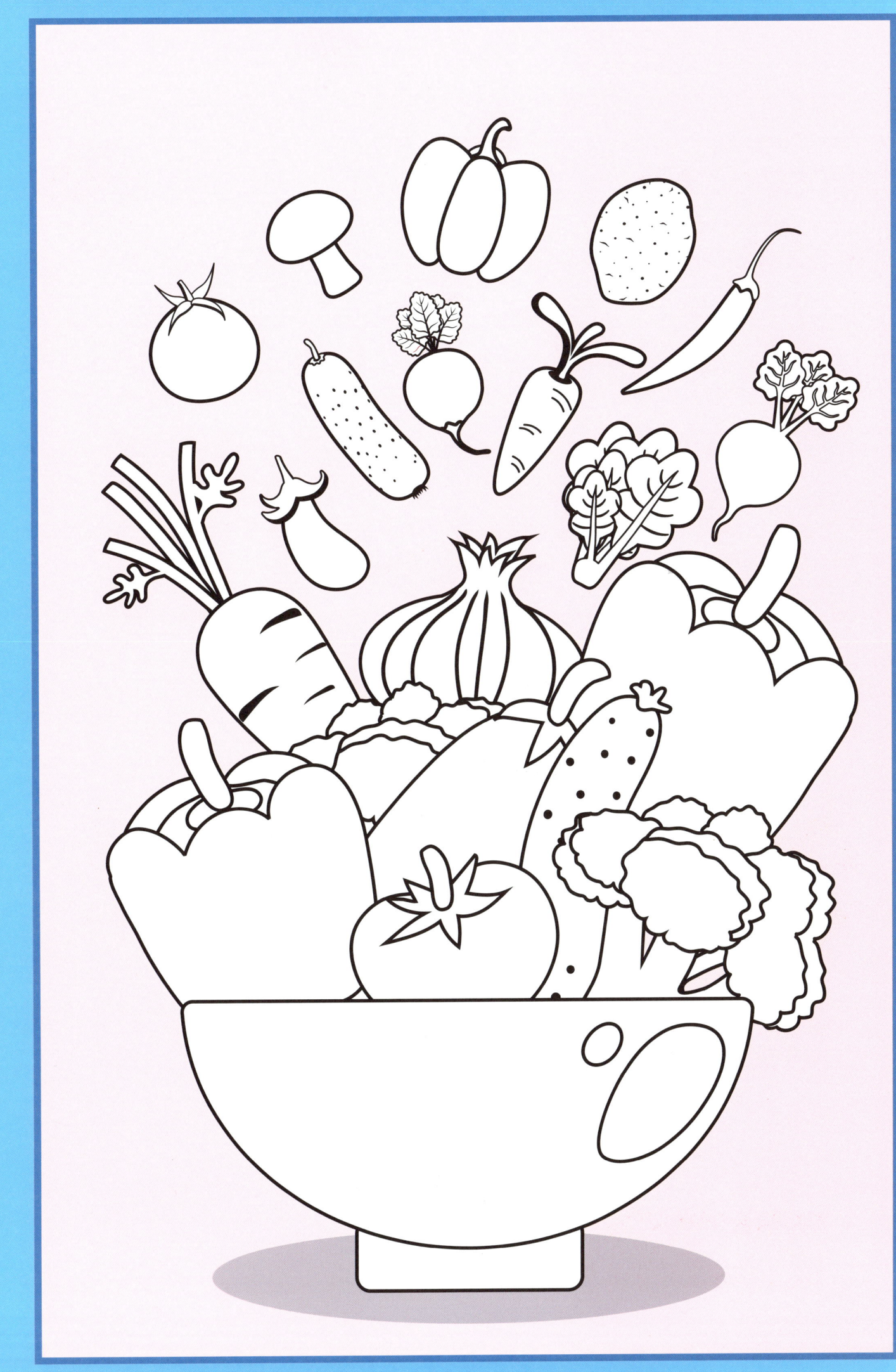

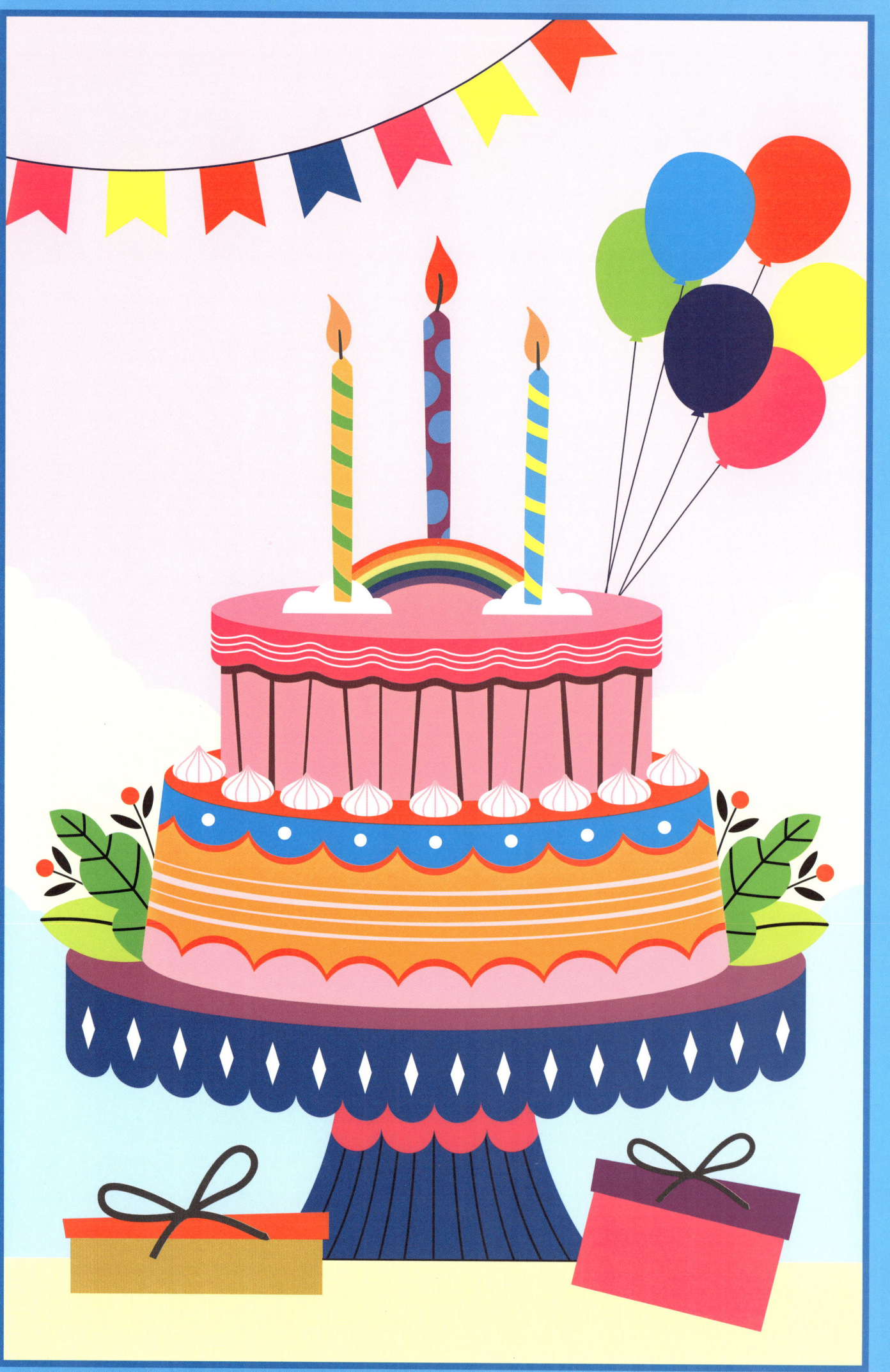

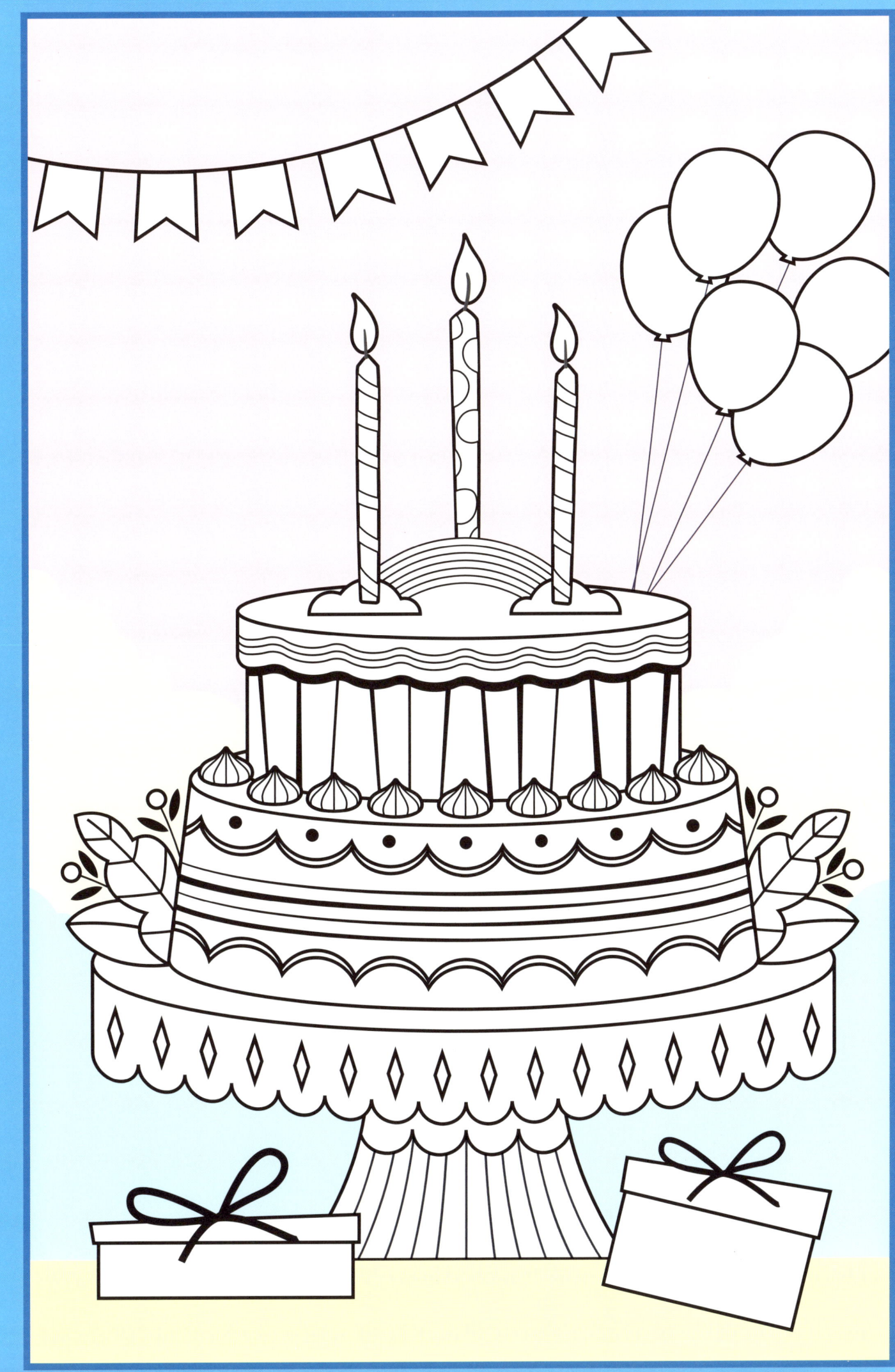

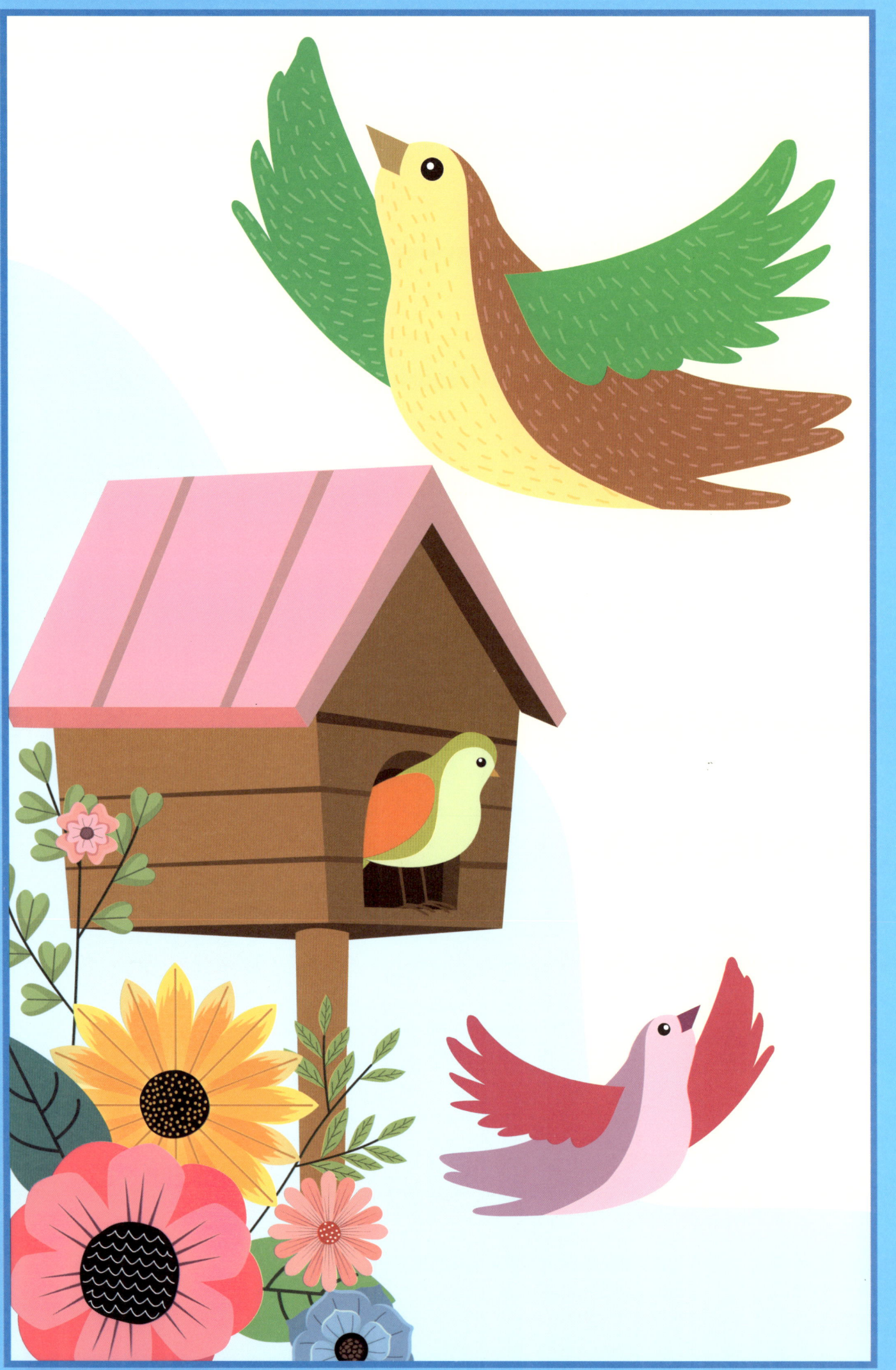

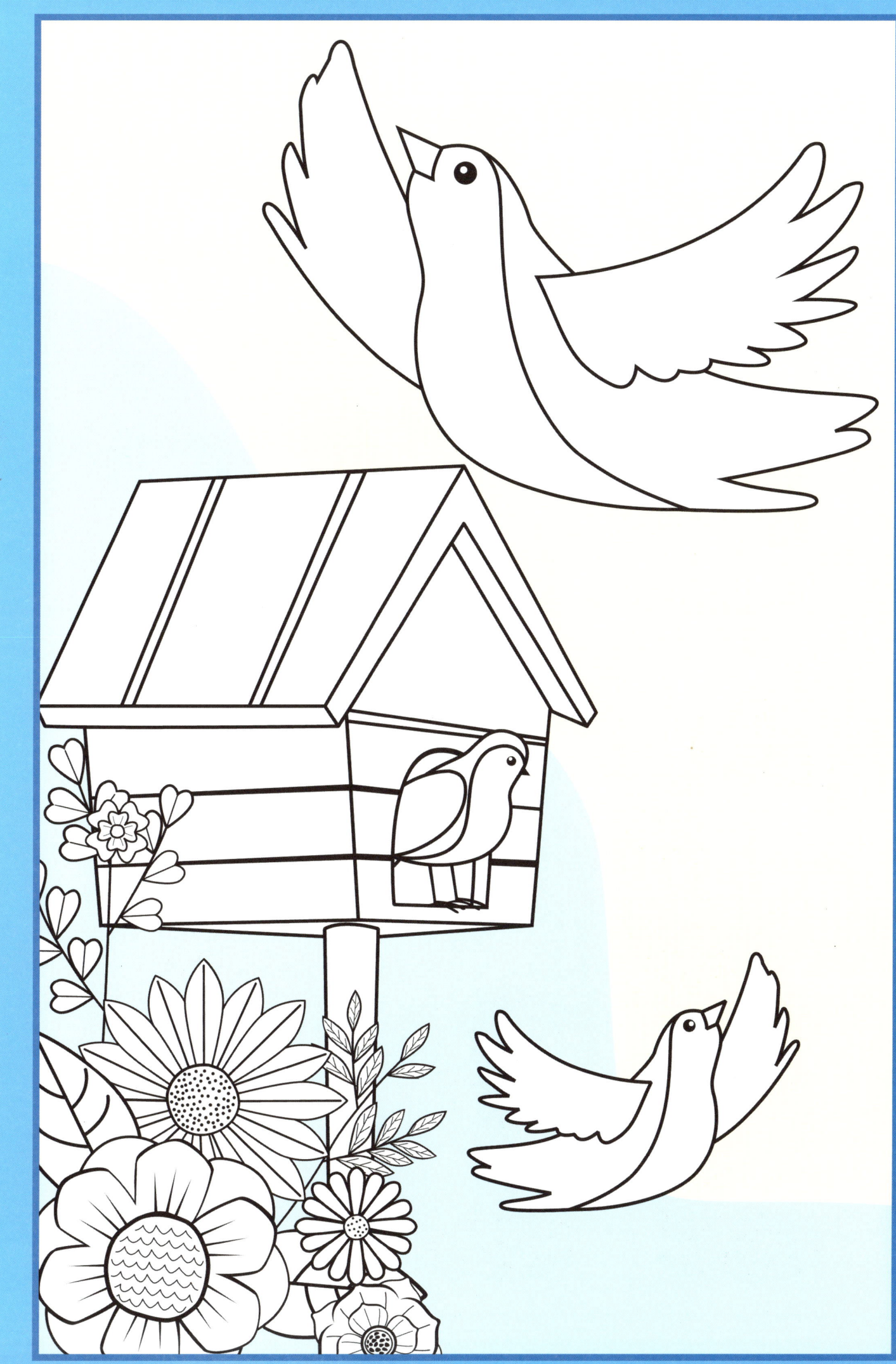

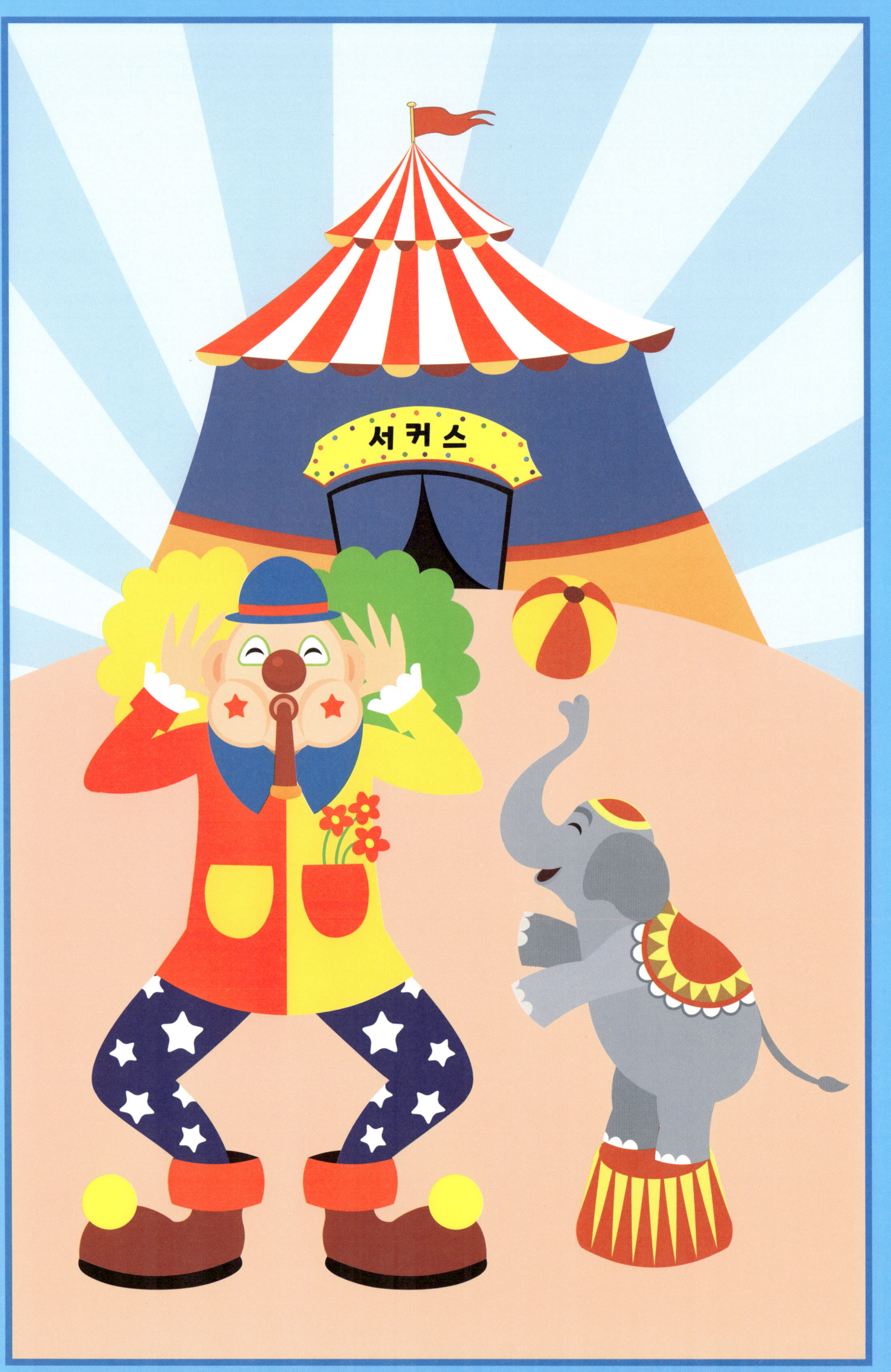

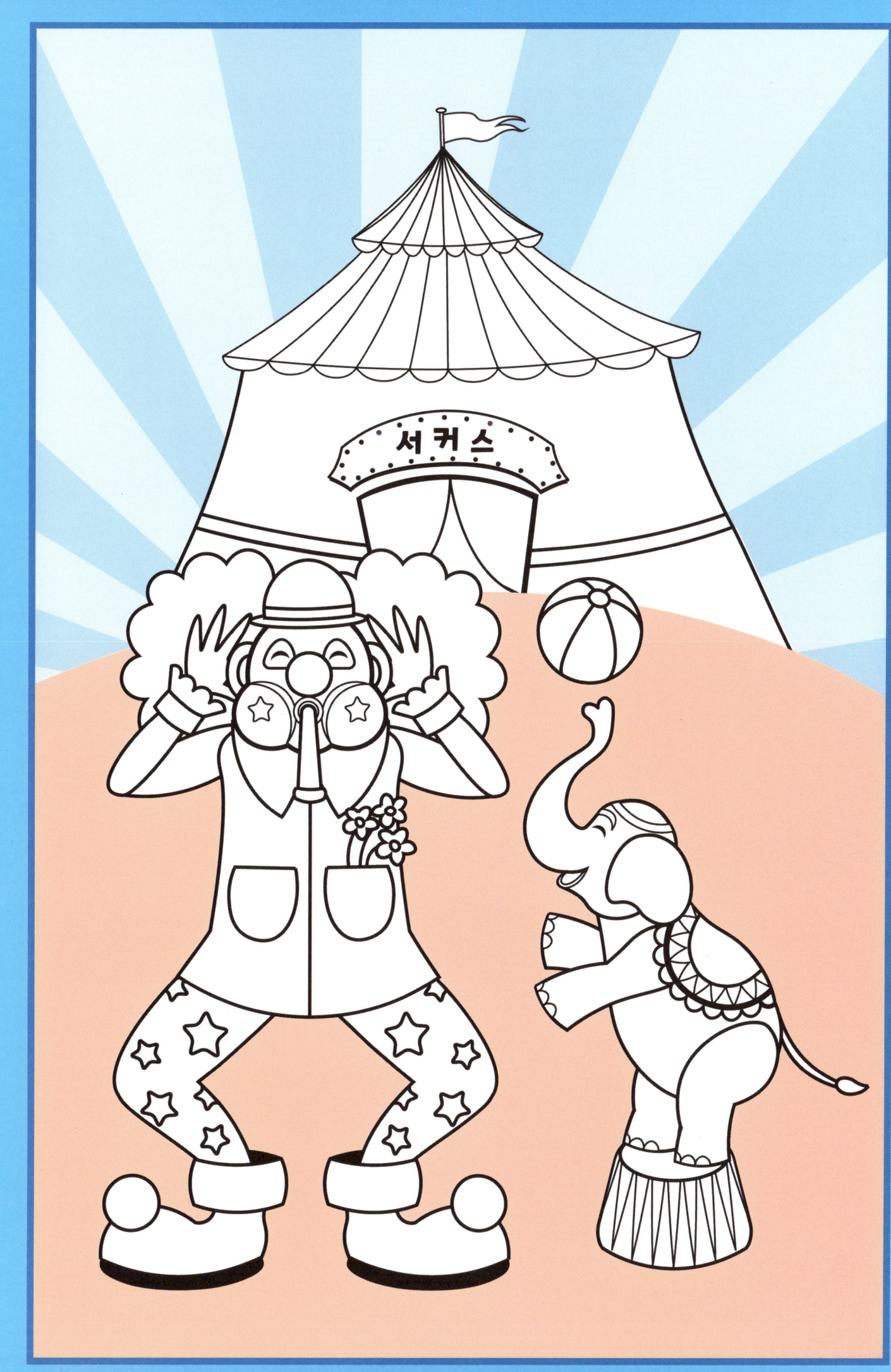

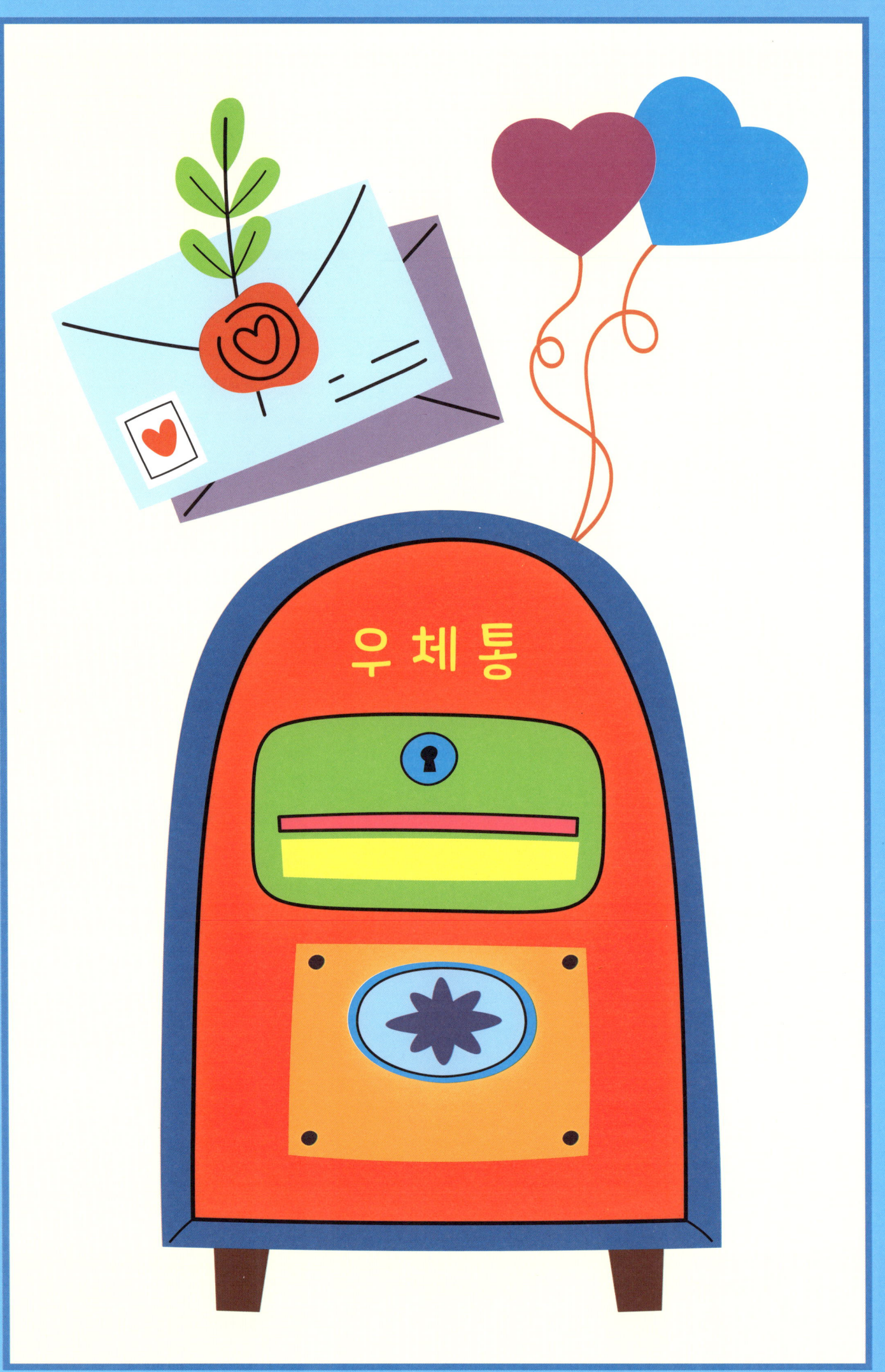

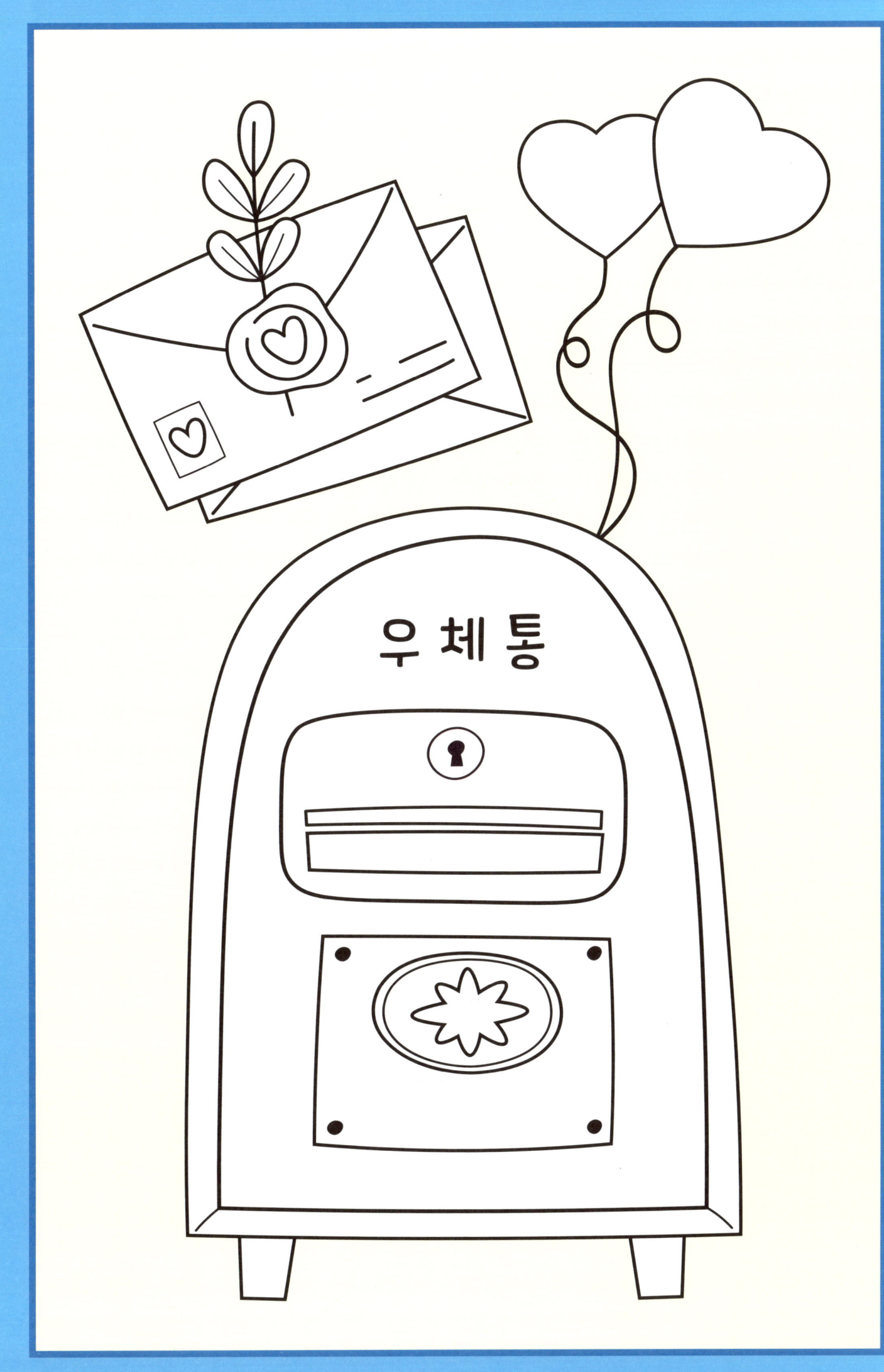

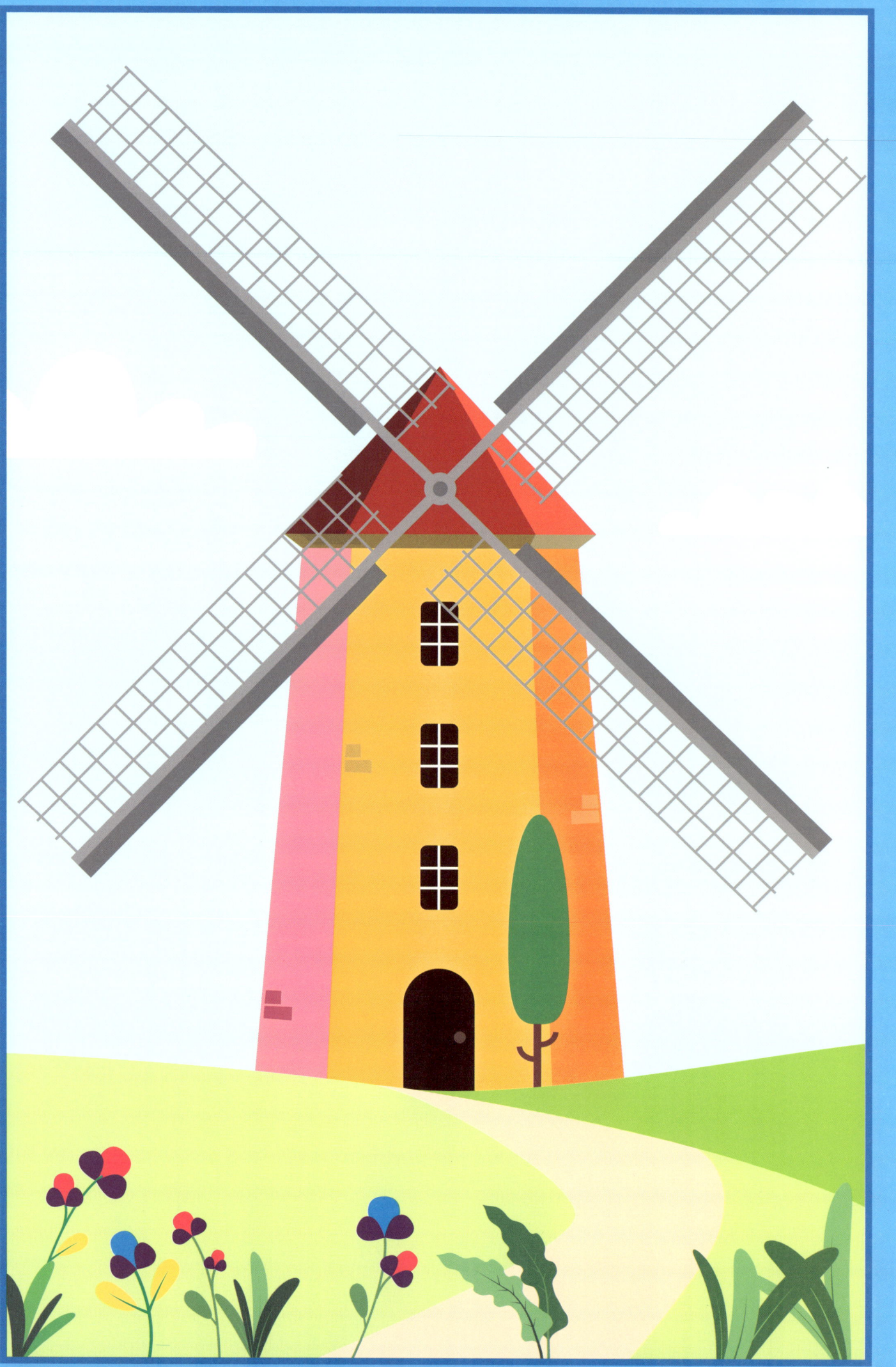

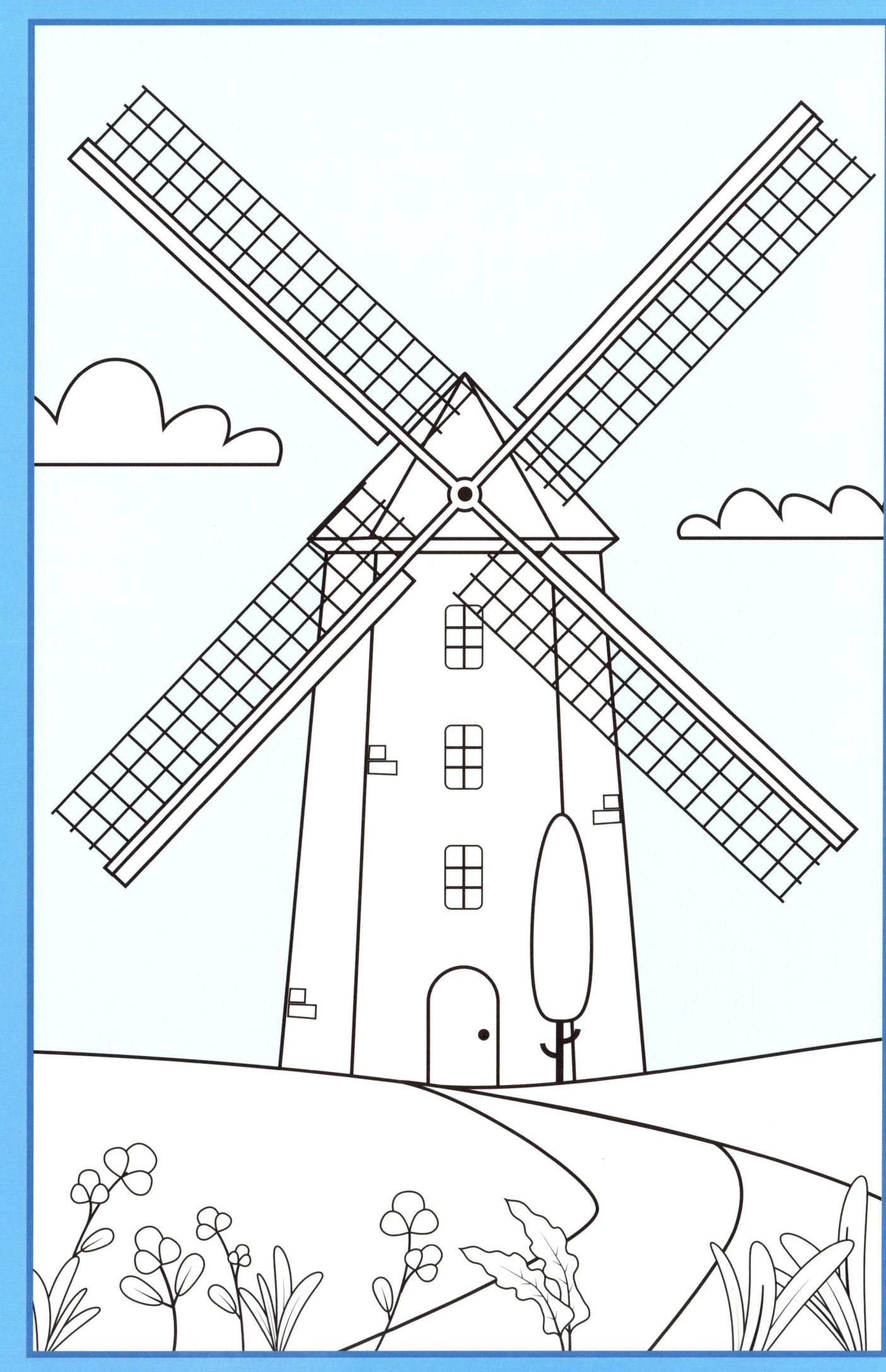

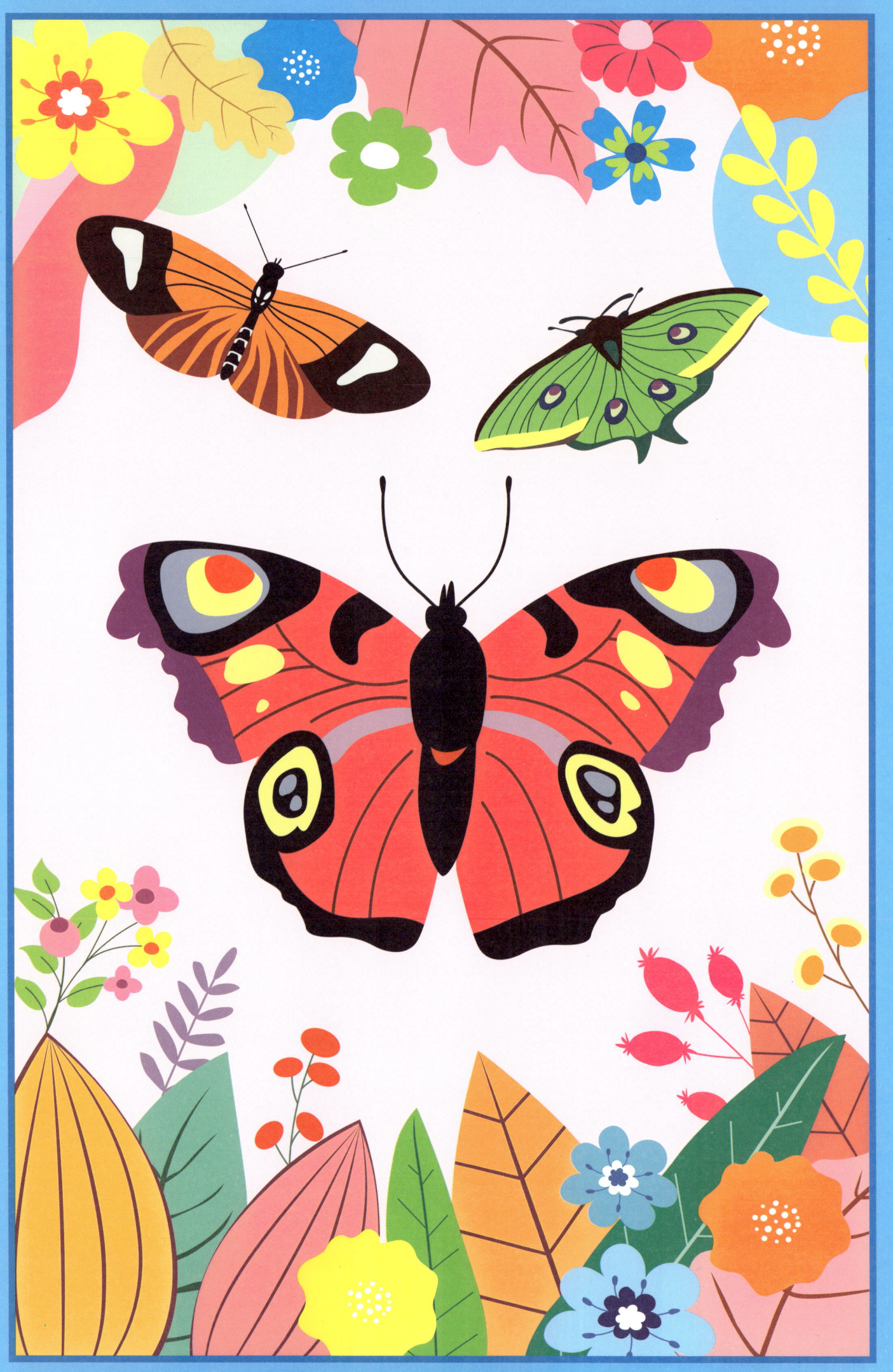

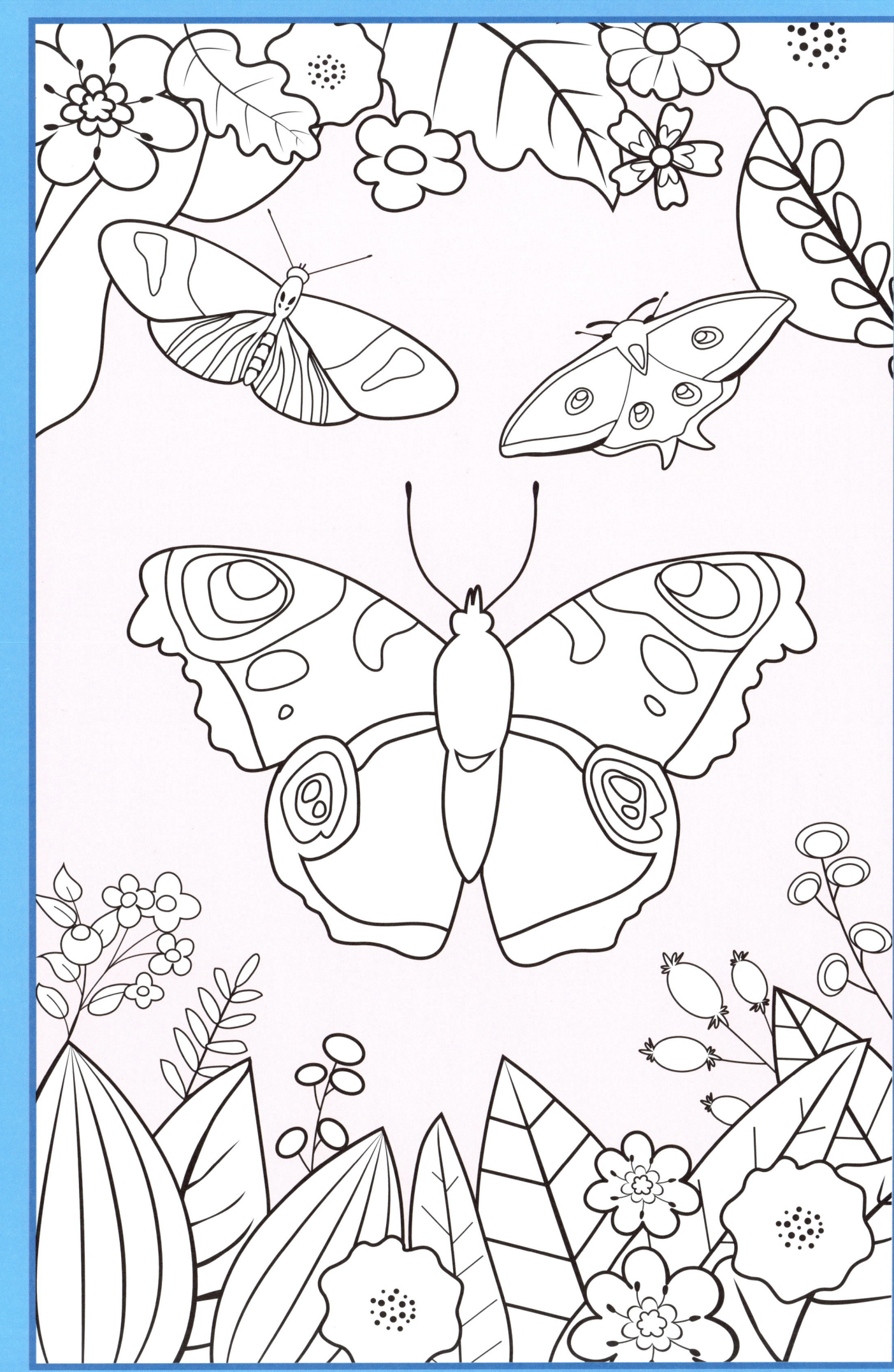

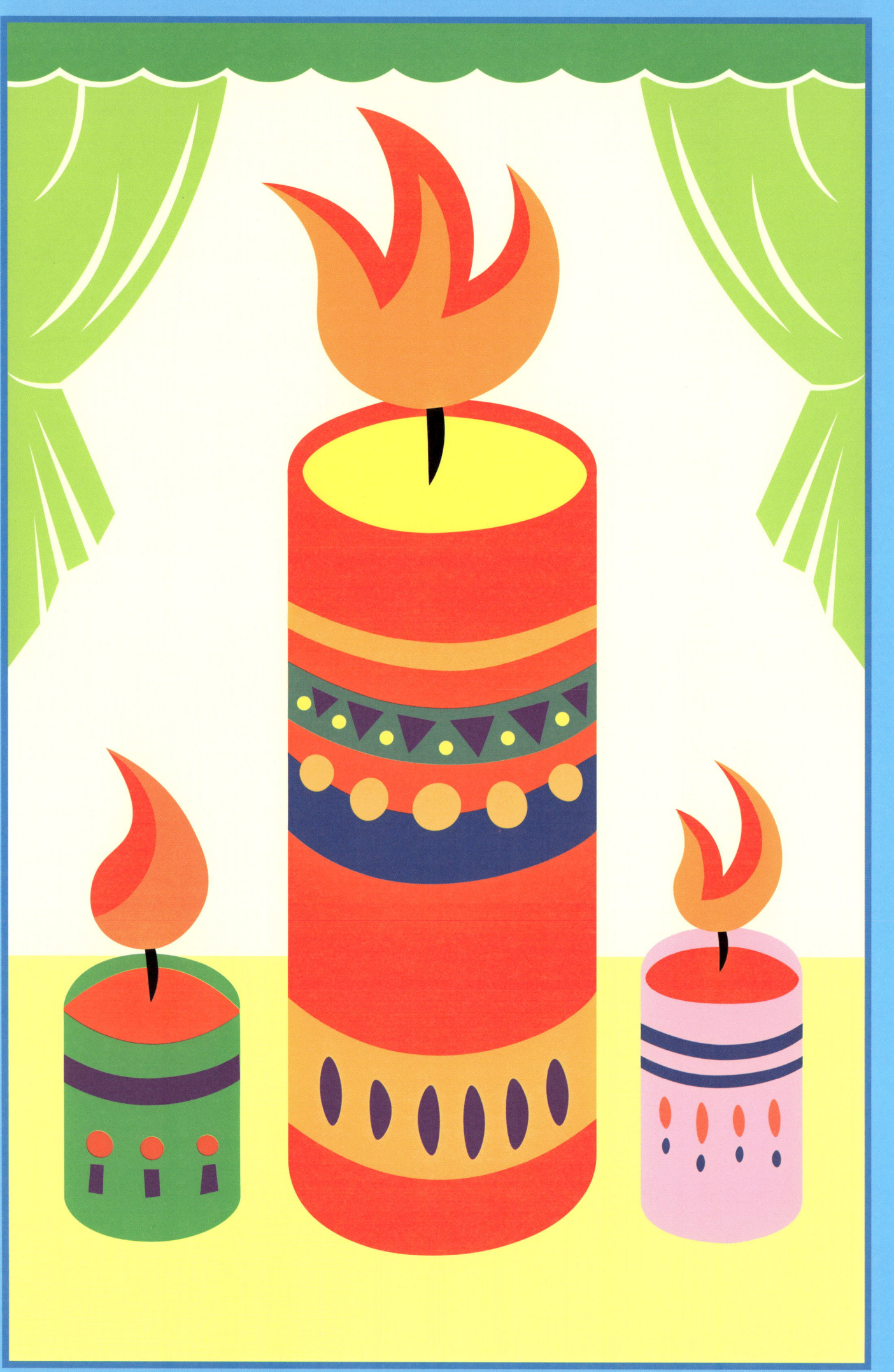

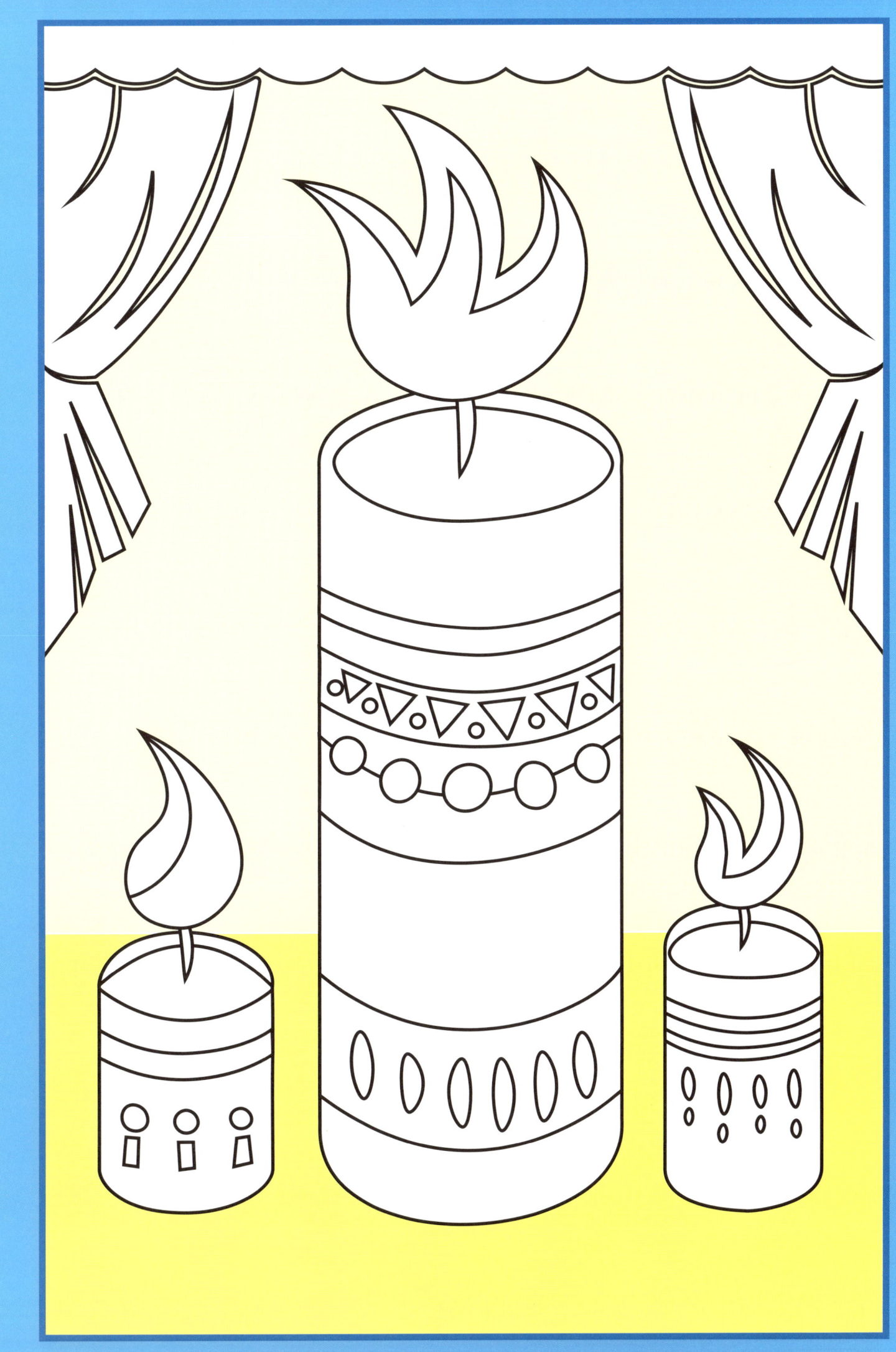

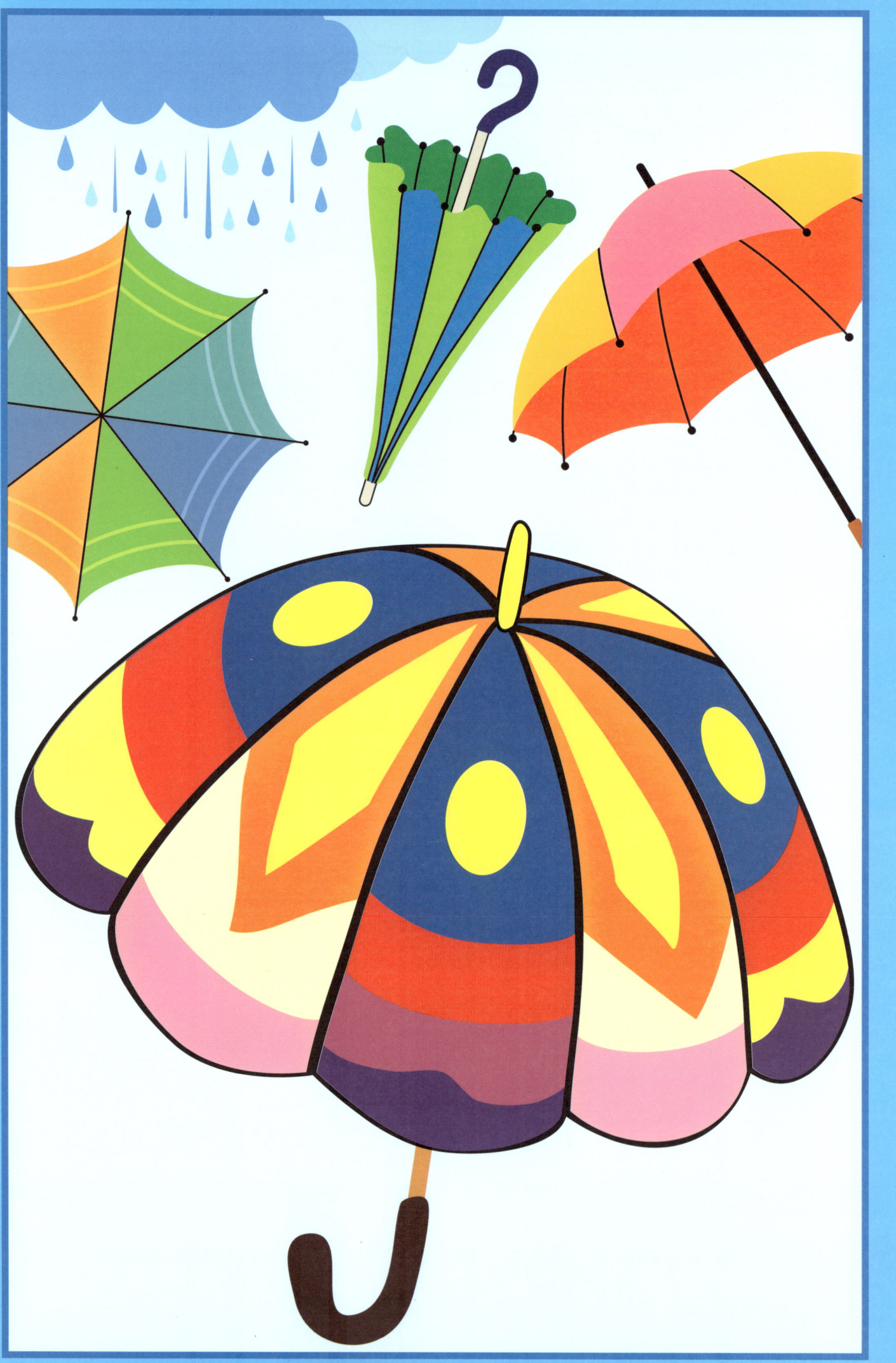

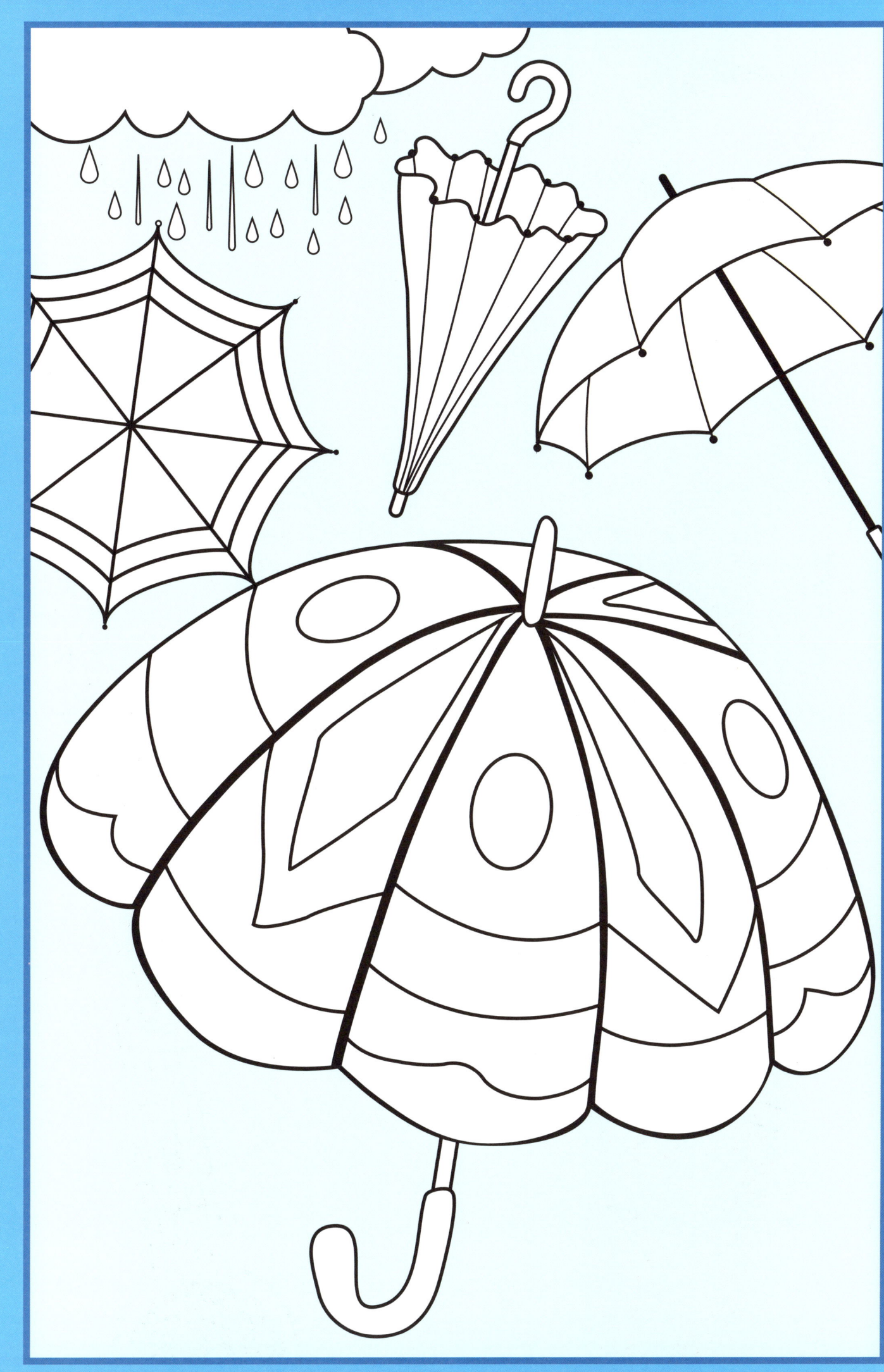

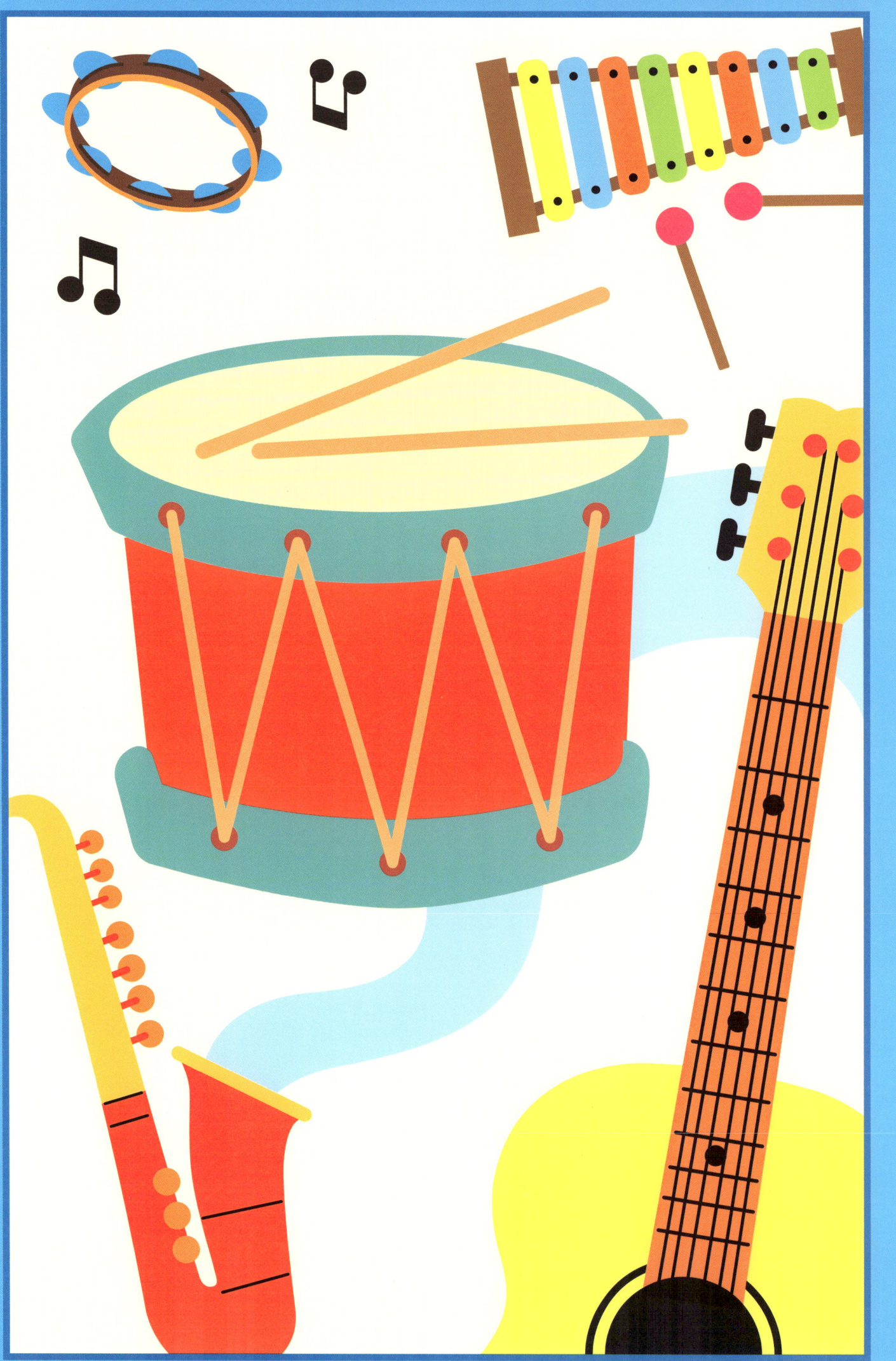

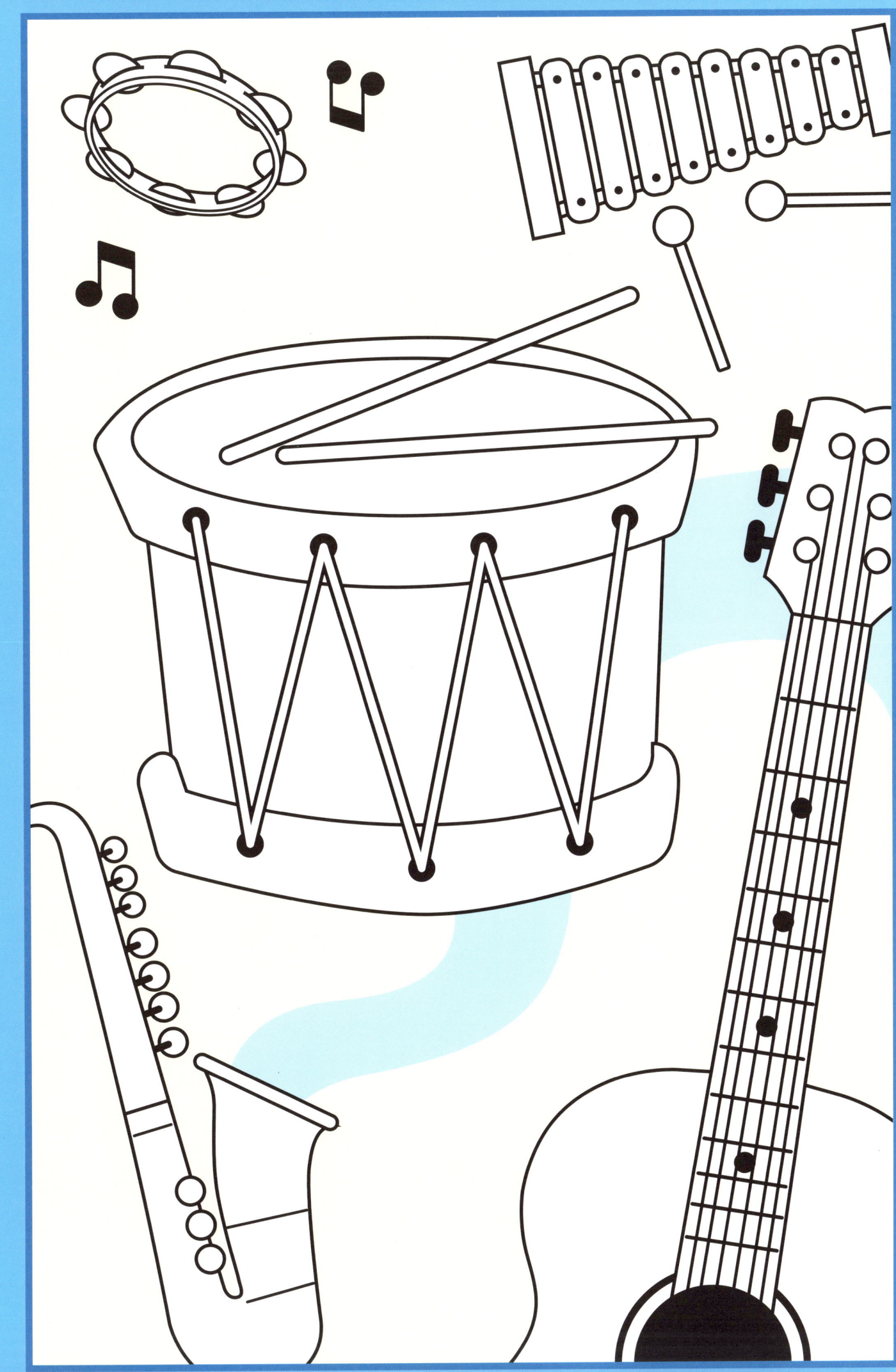

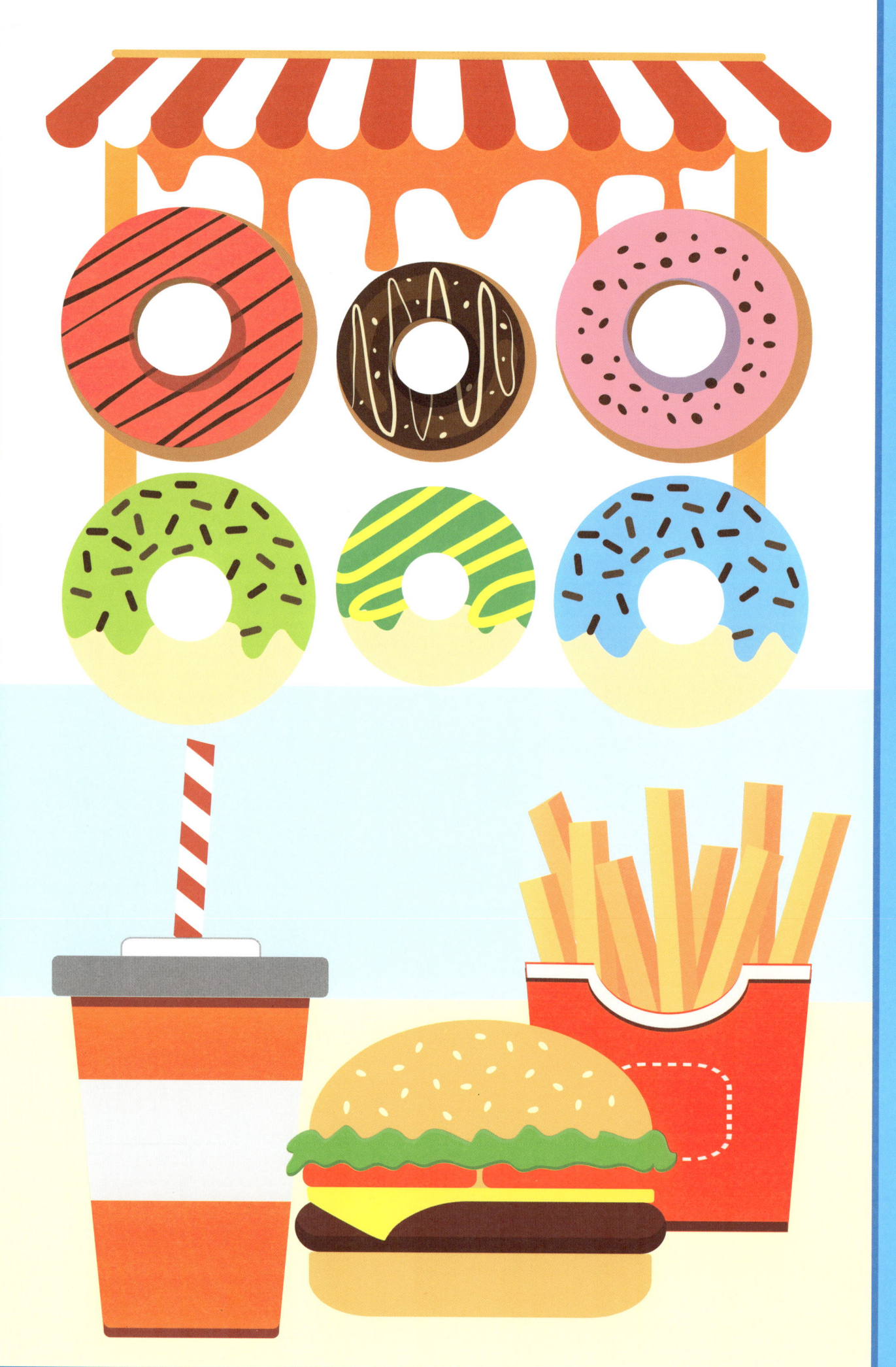

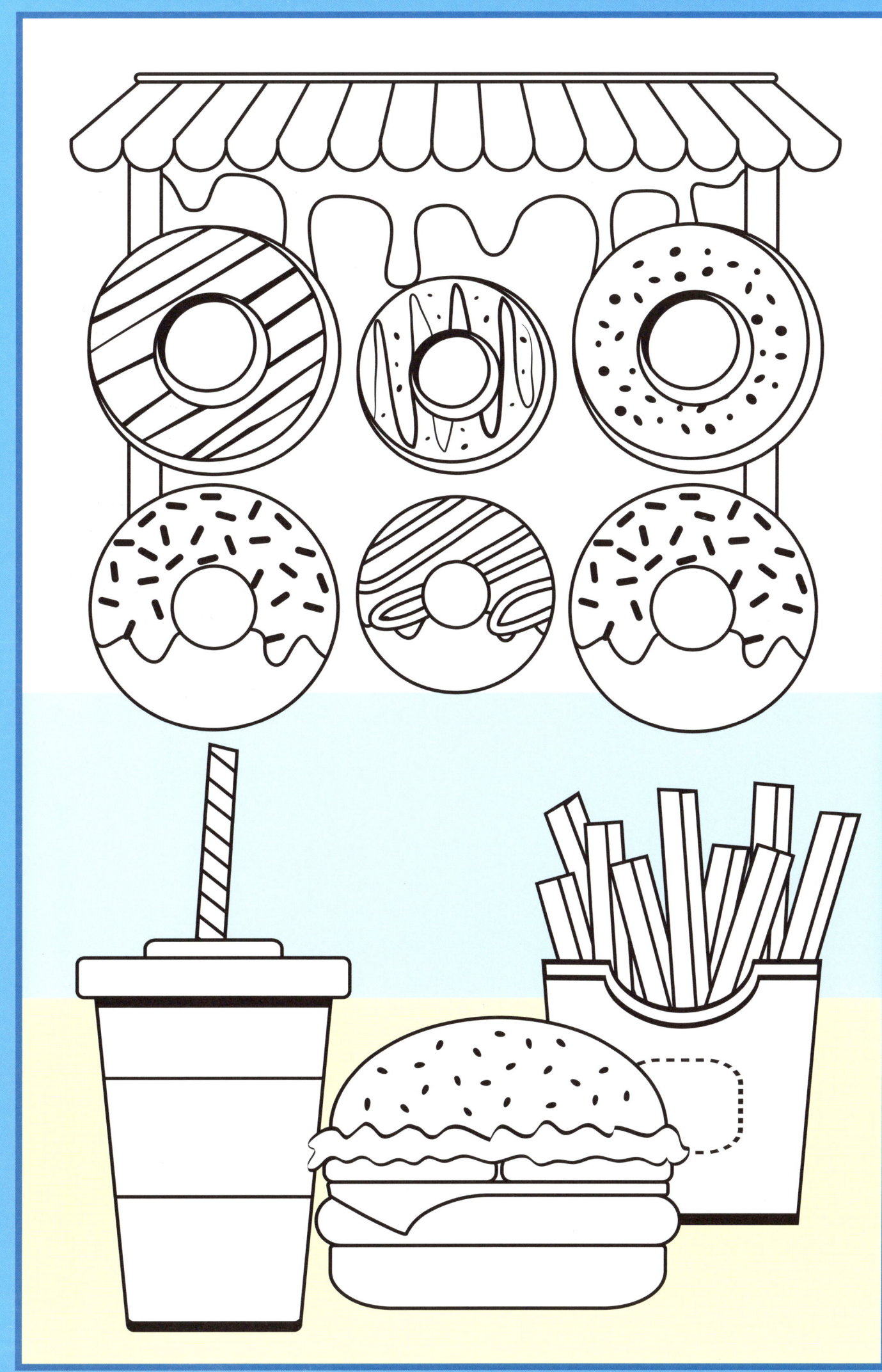

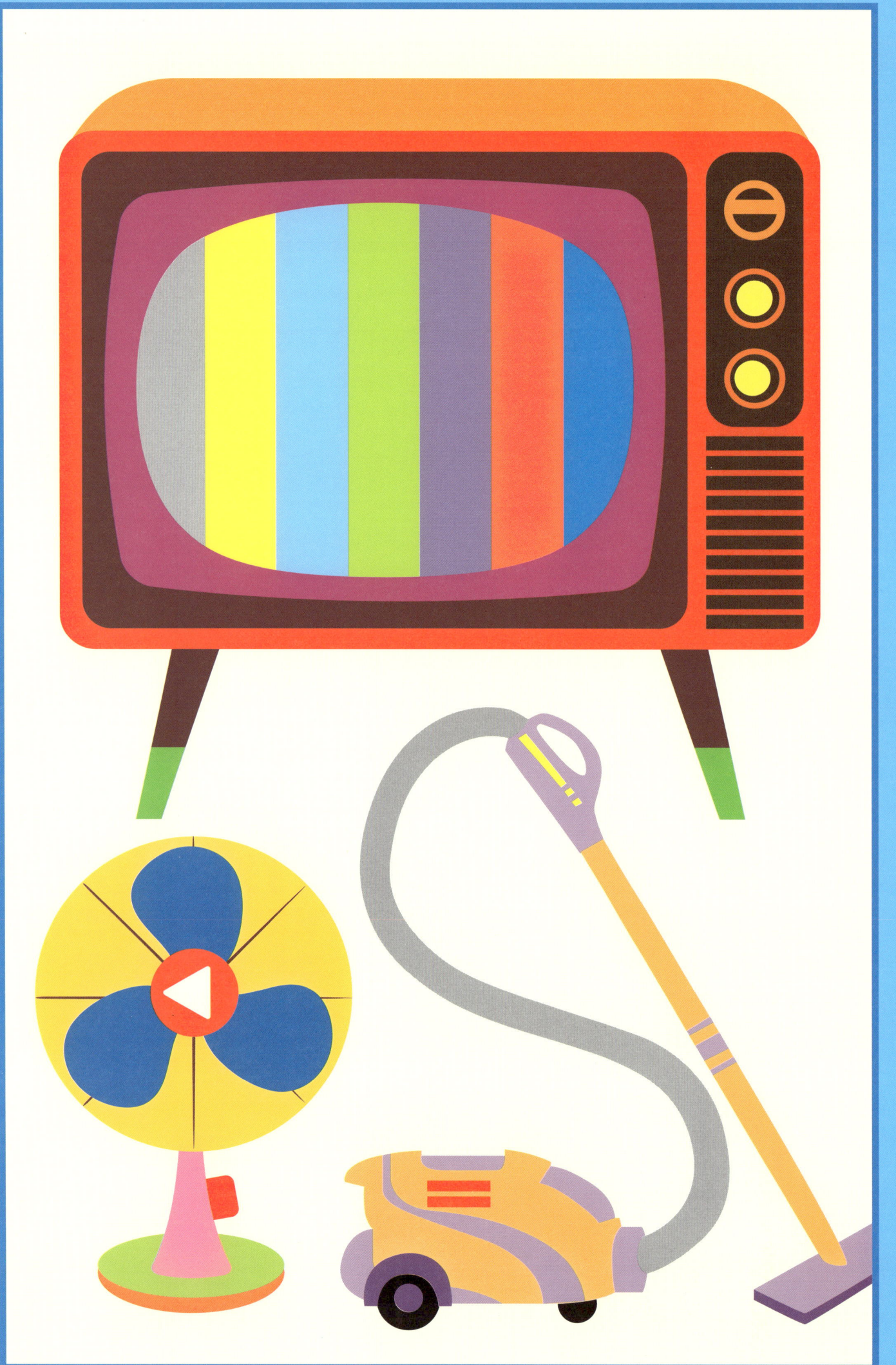

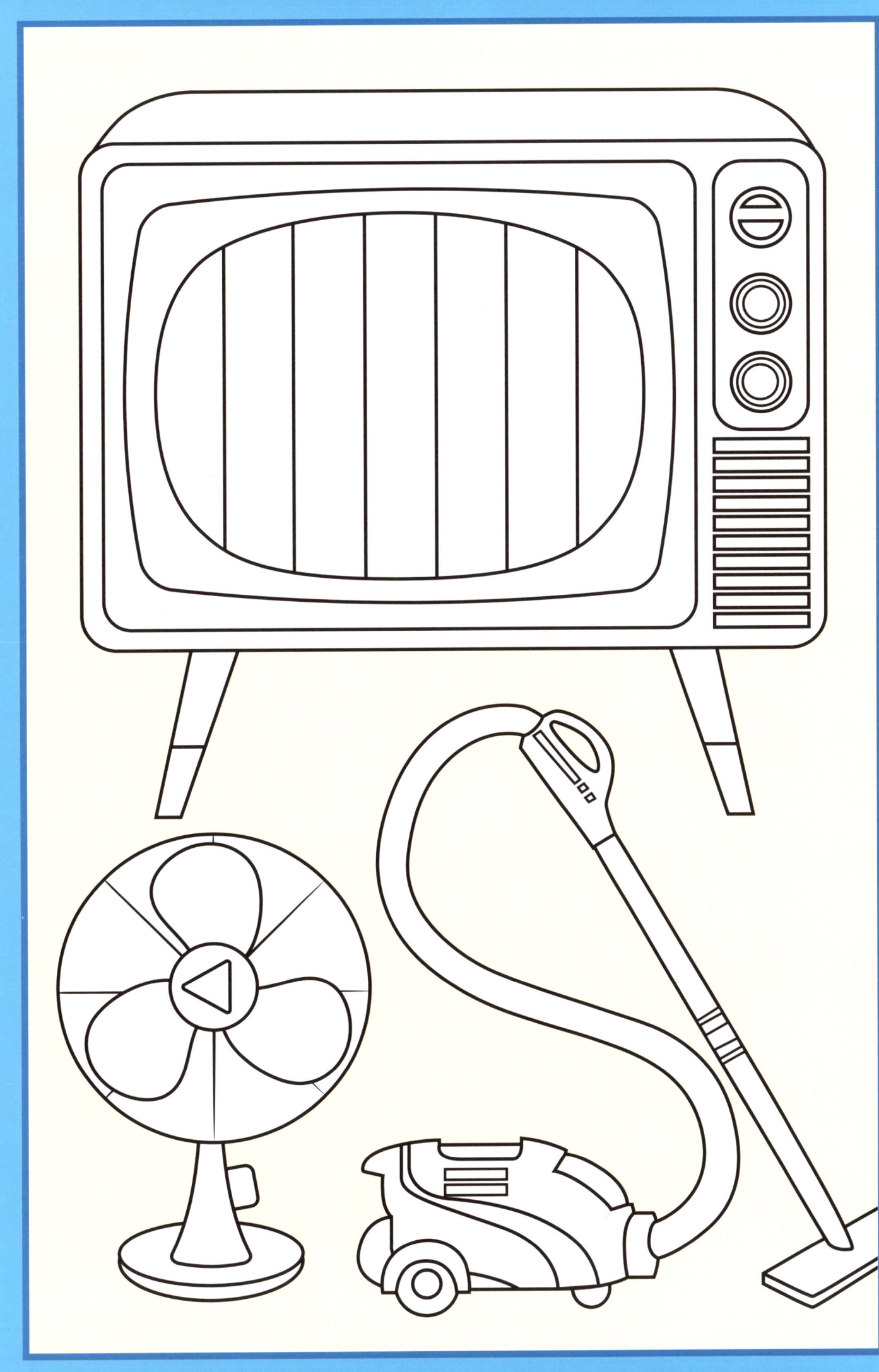

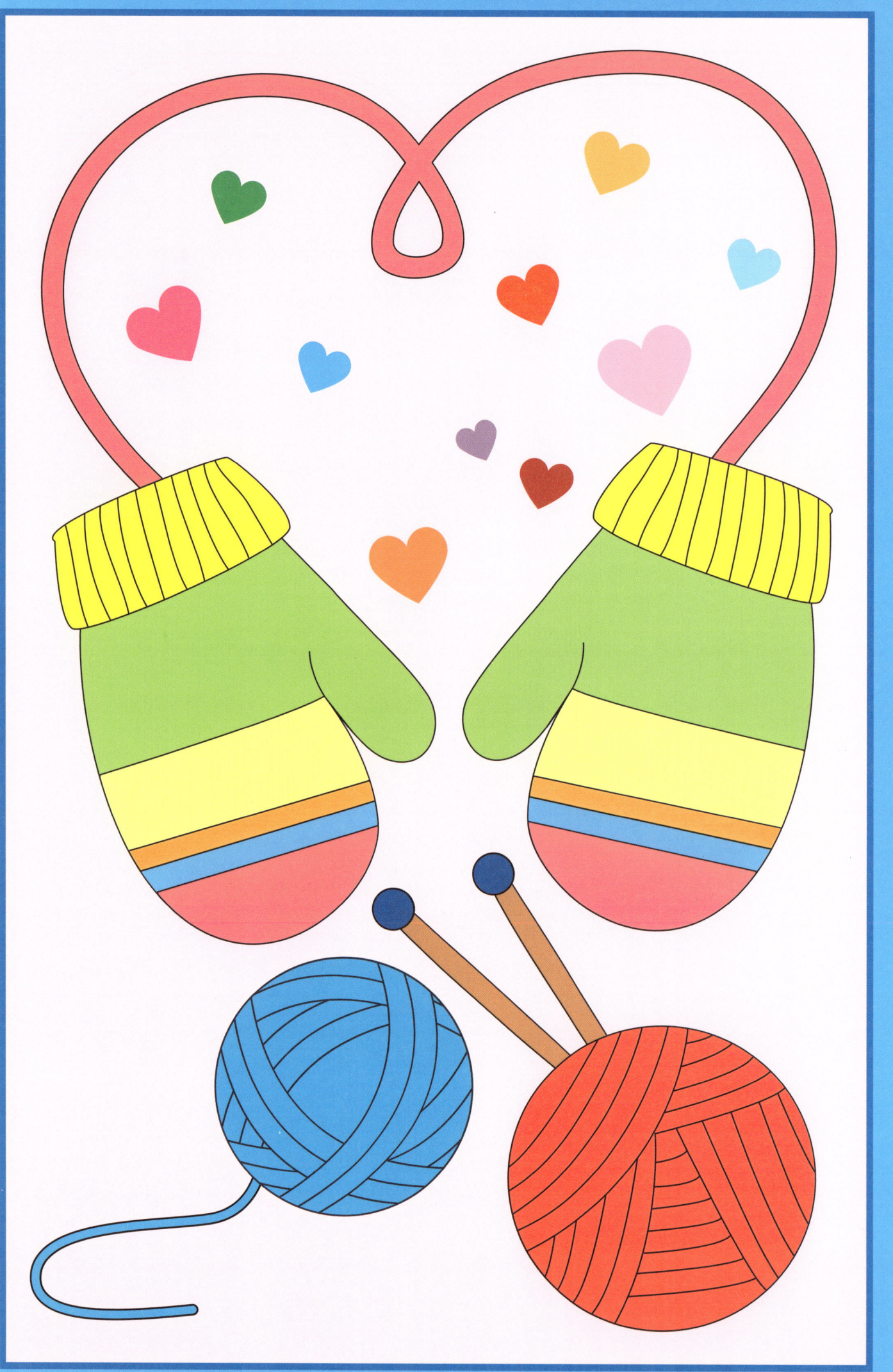

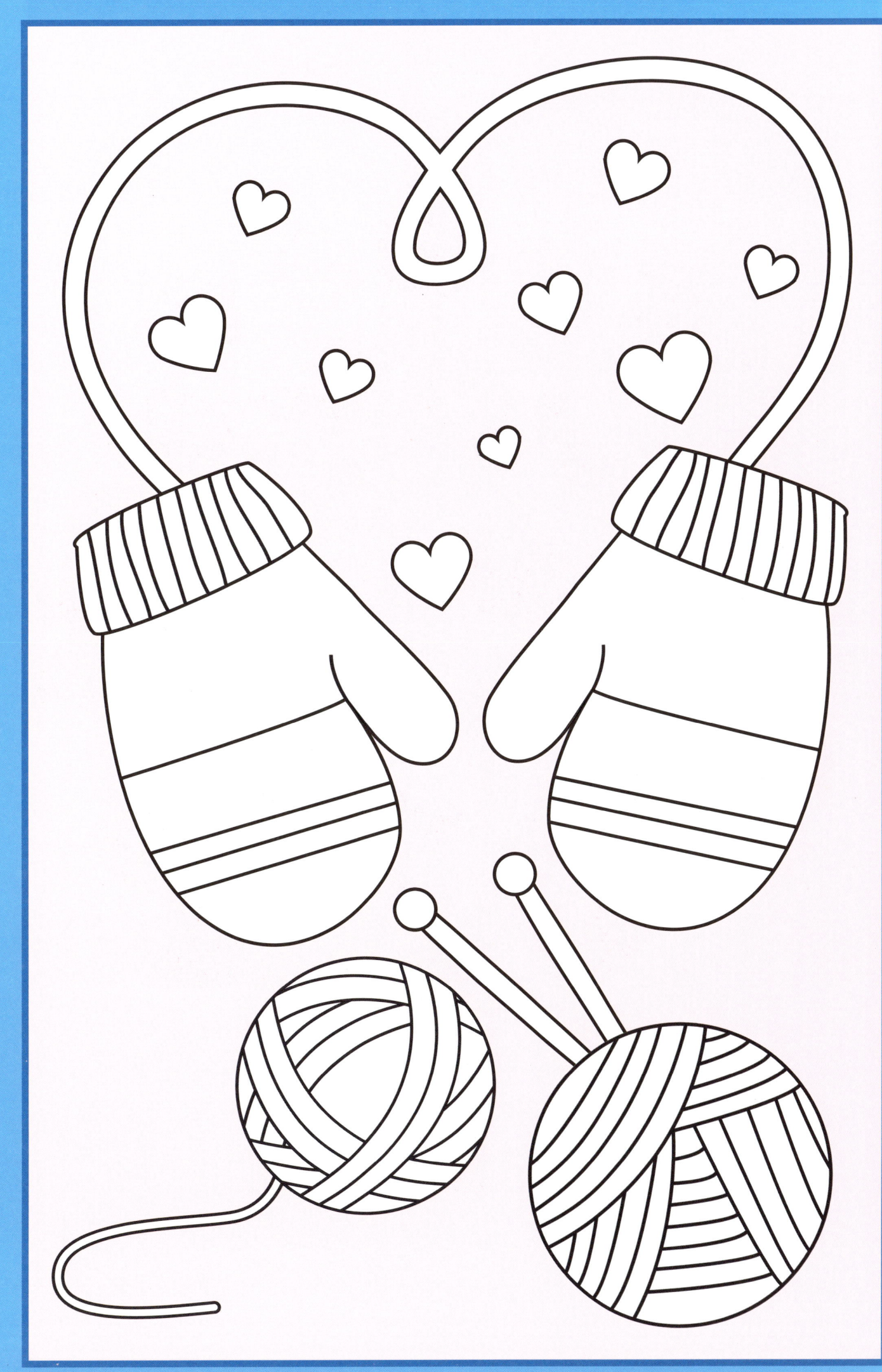

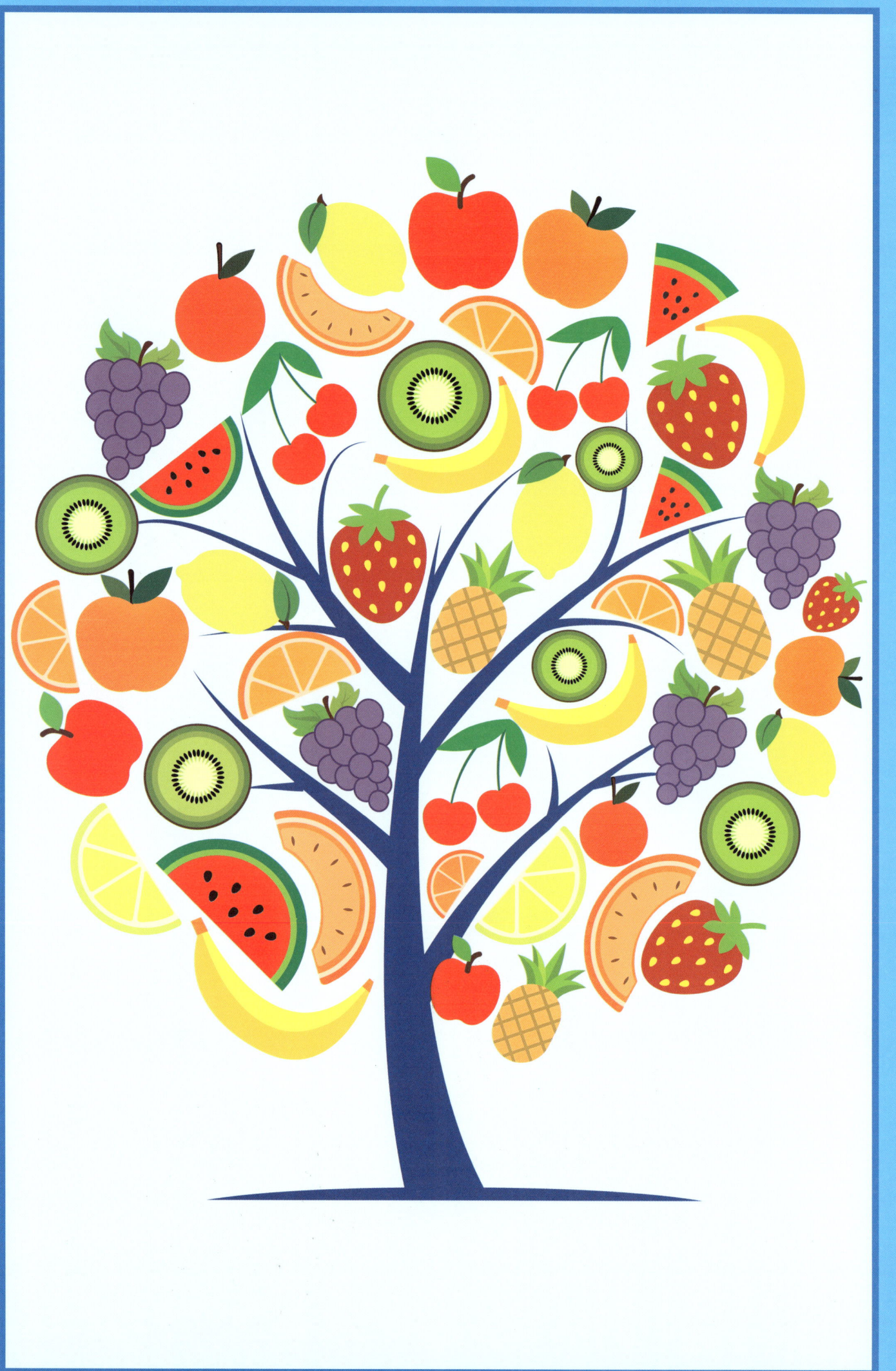

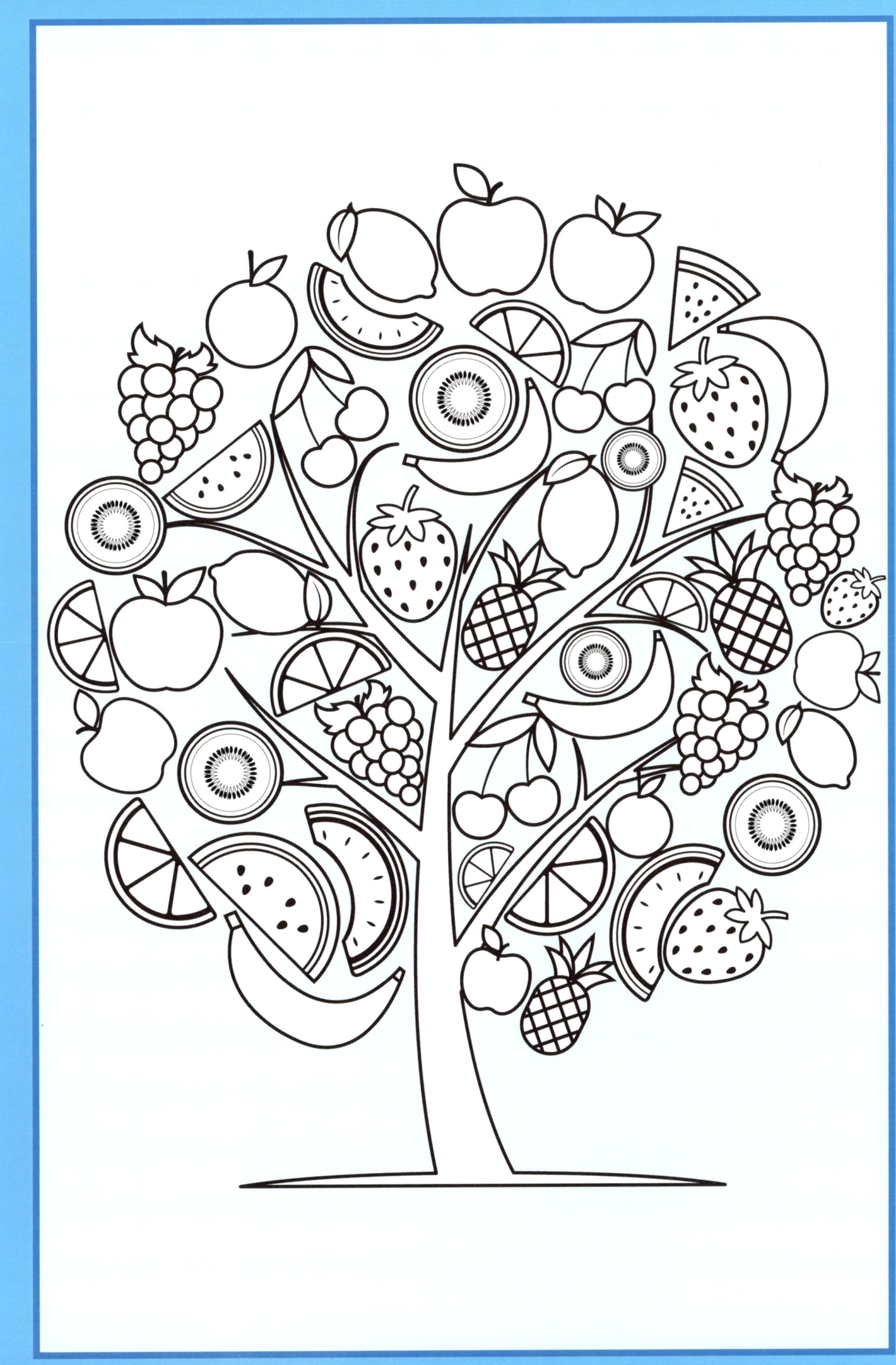

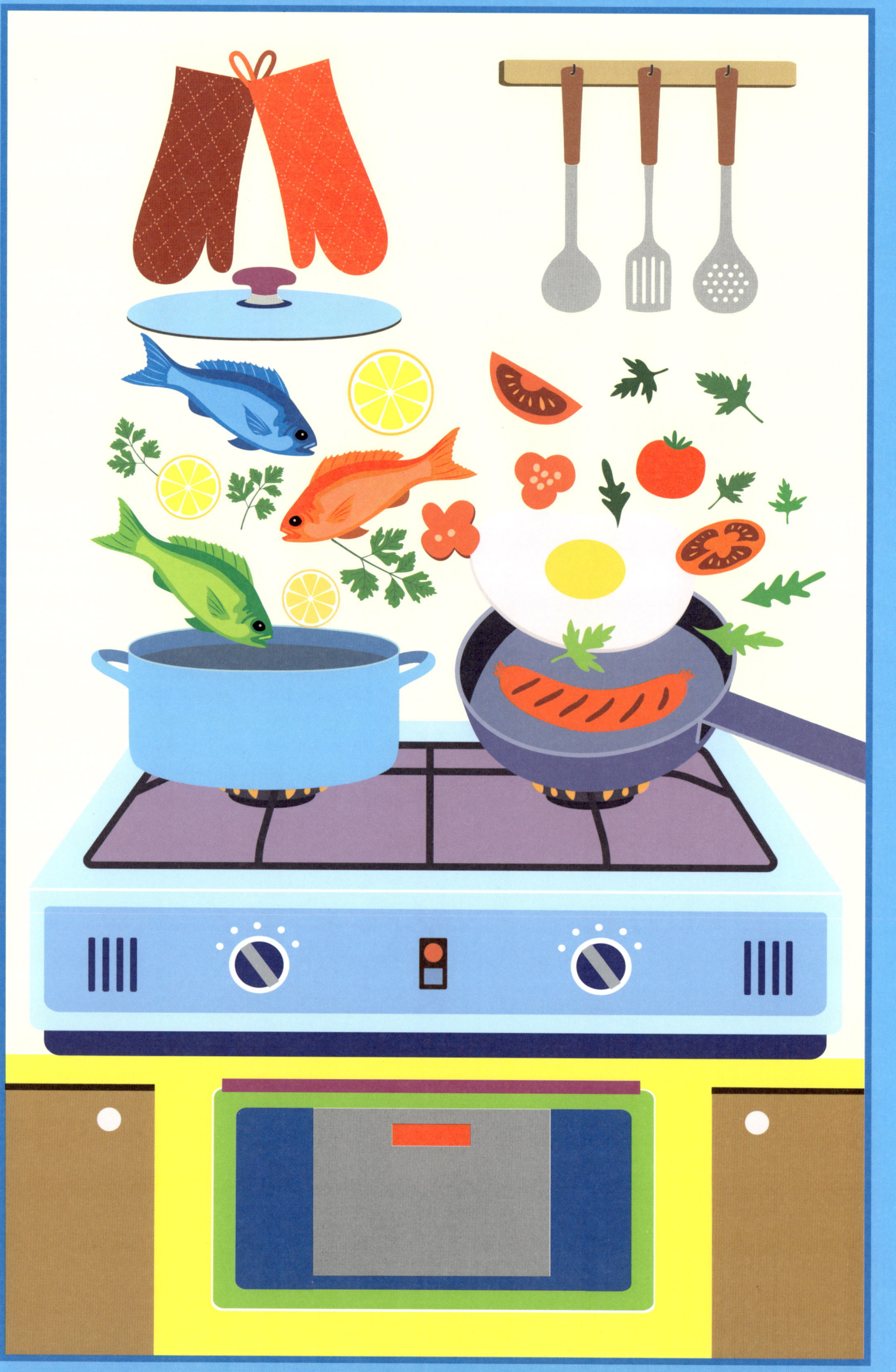

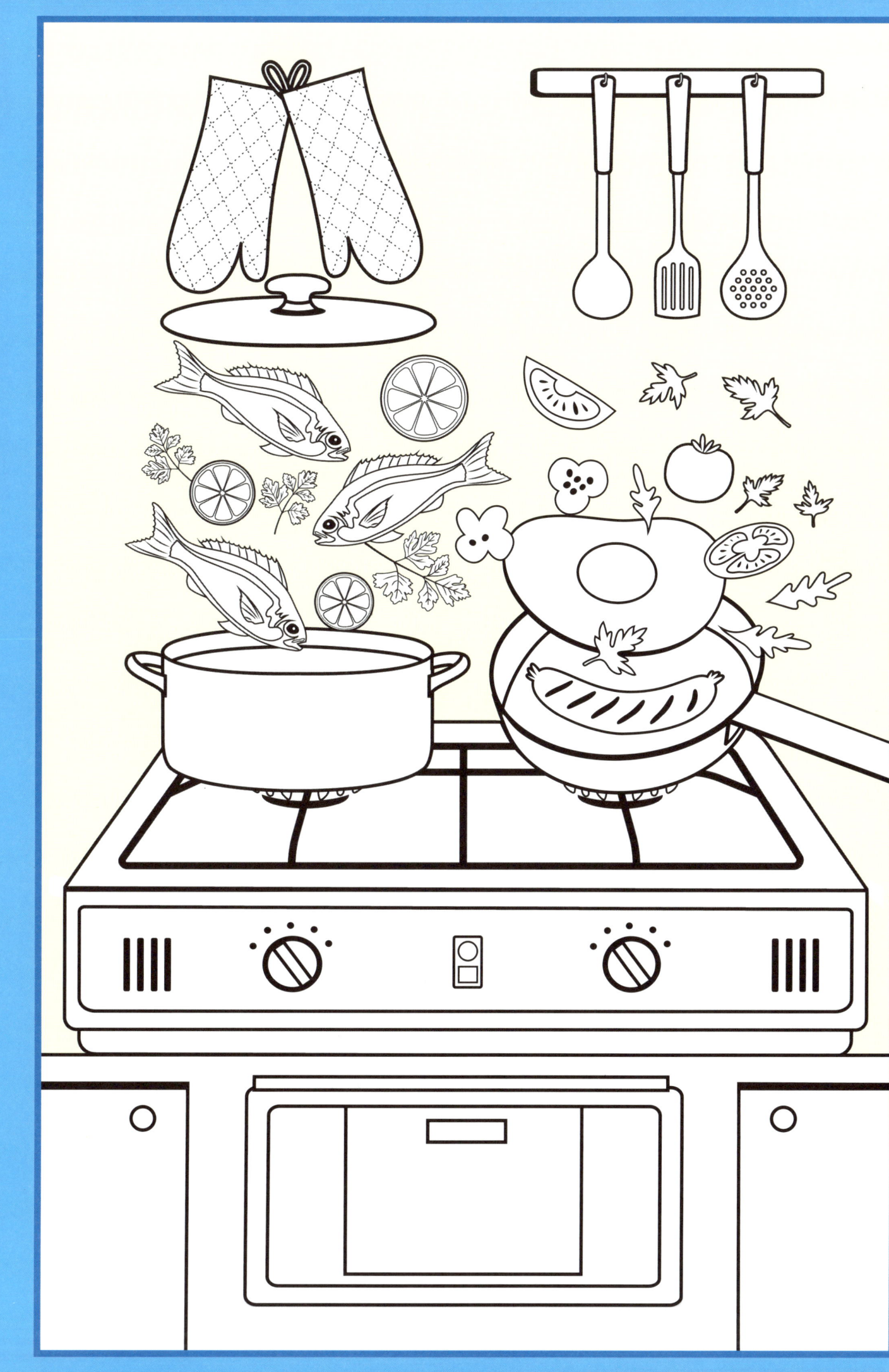

십이지신 쥐

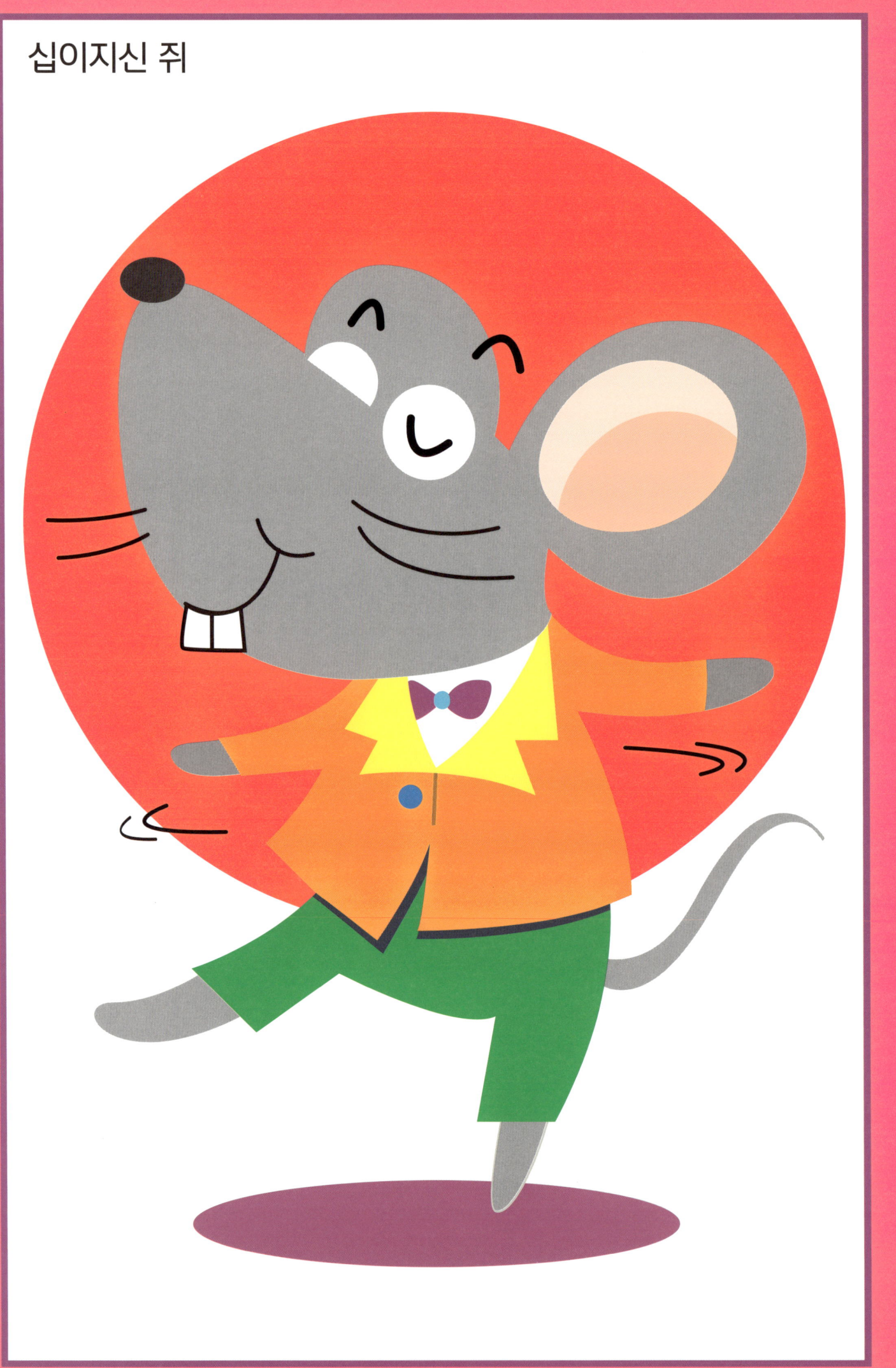

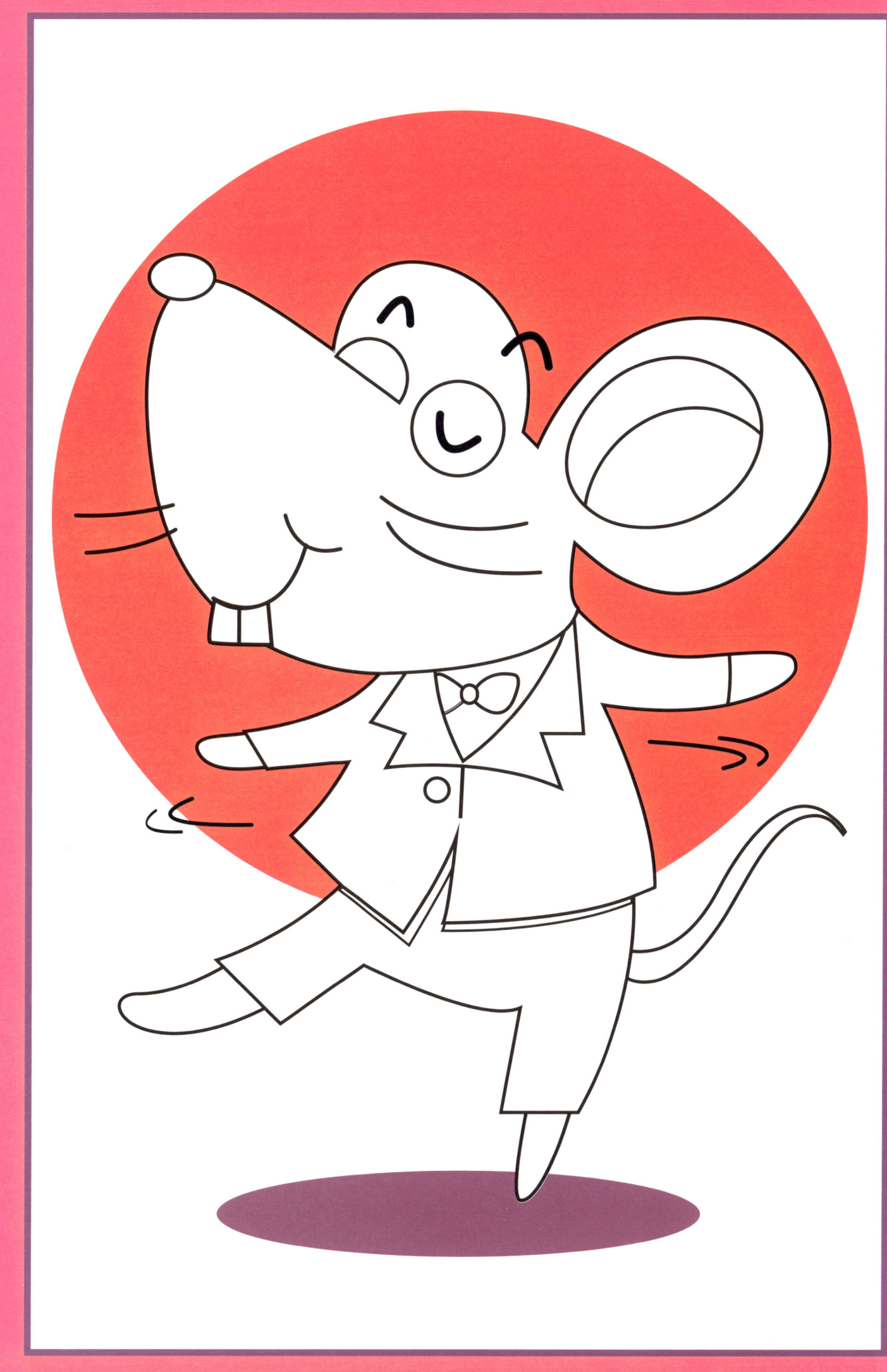

십이지신 소

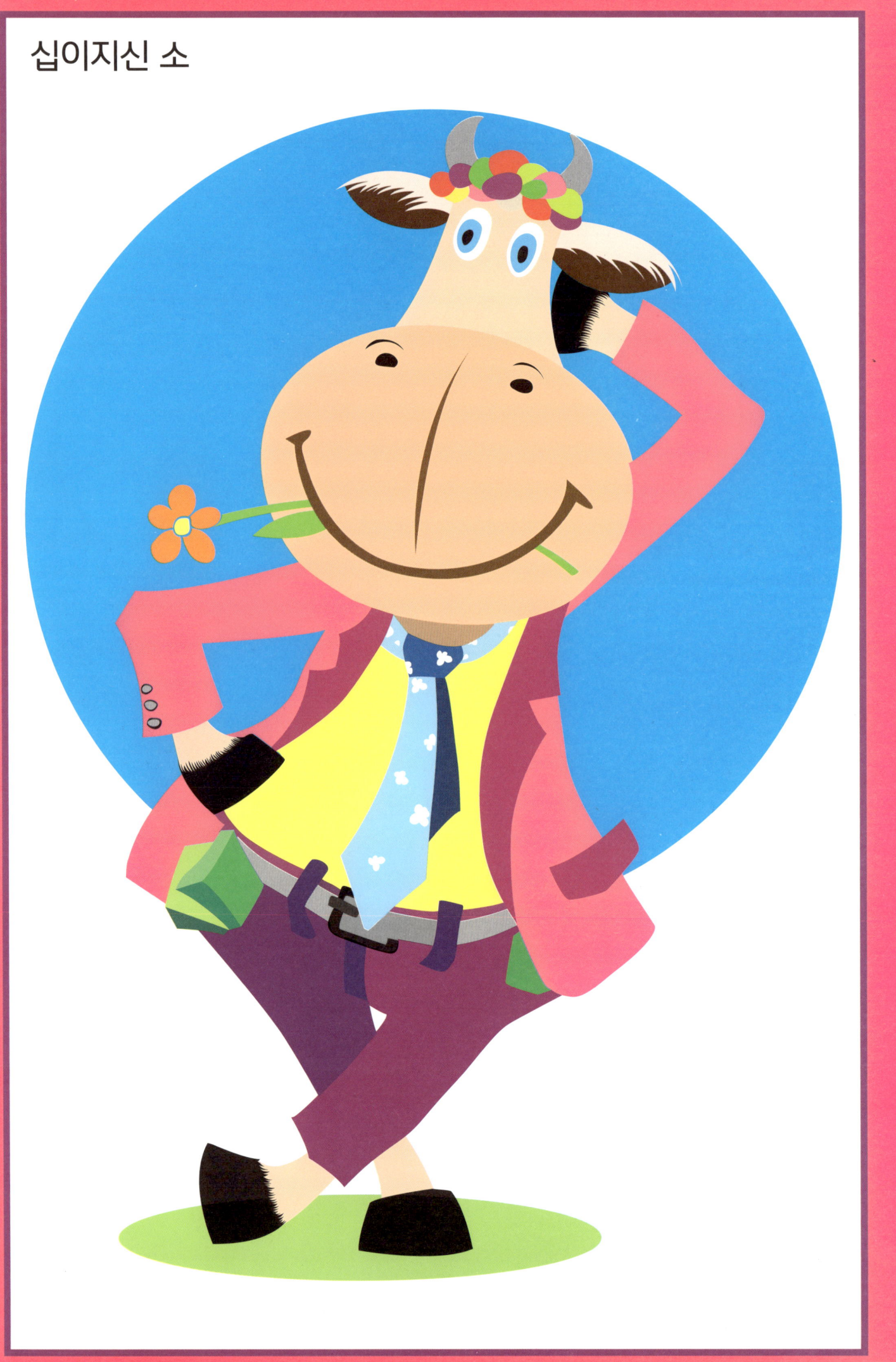

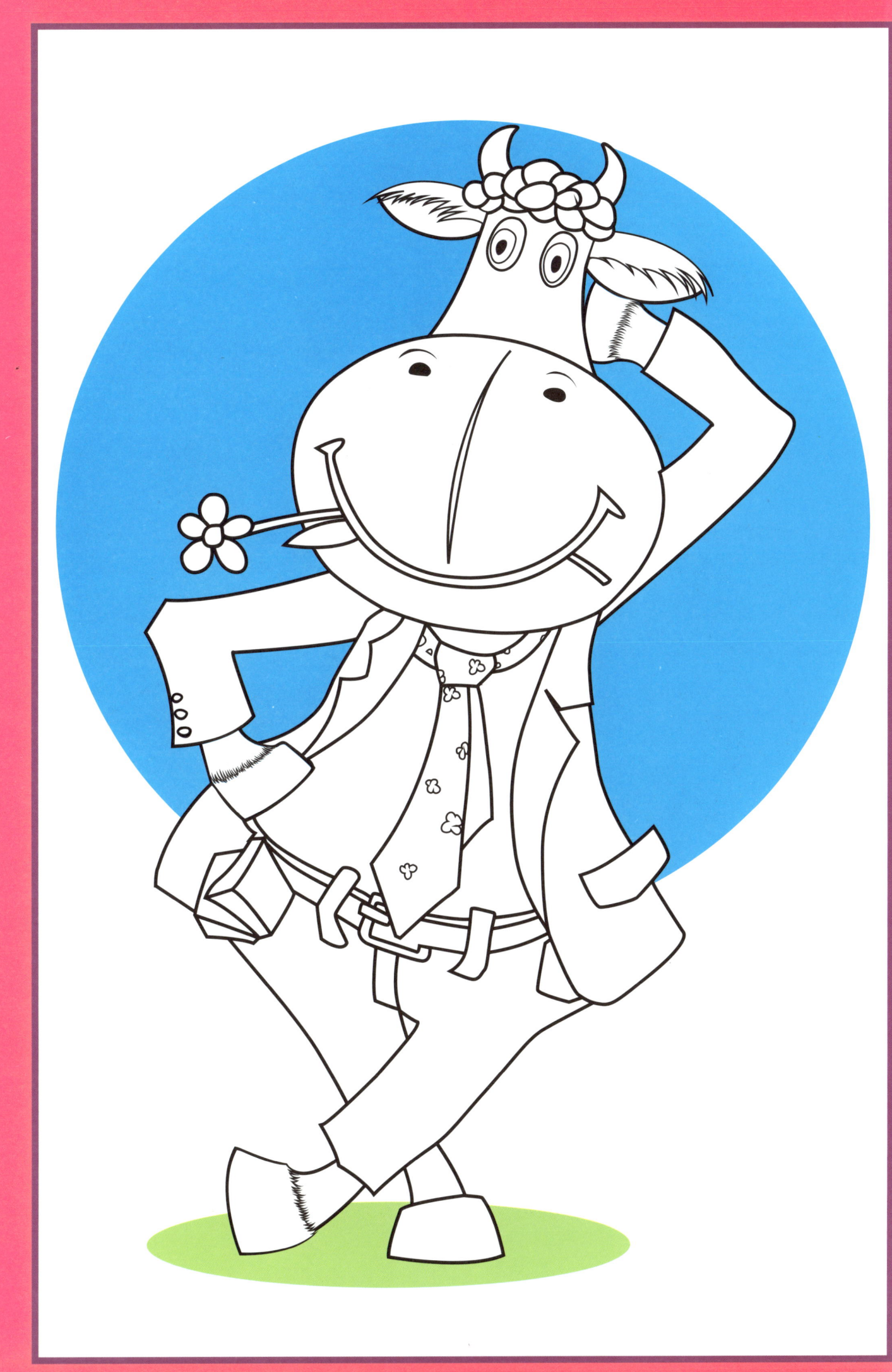

십이지신 호랑이

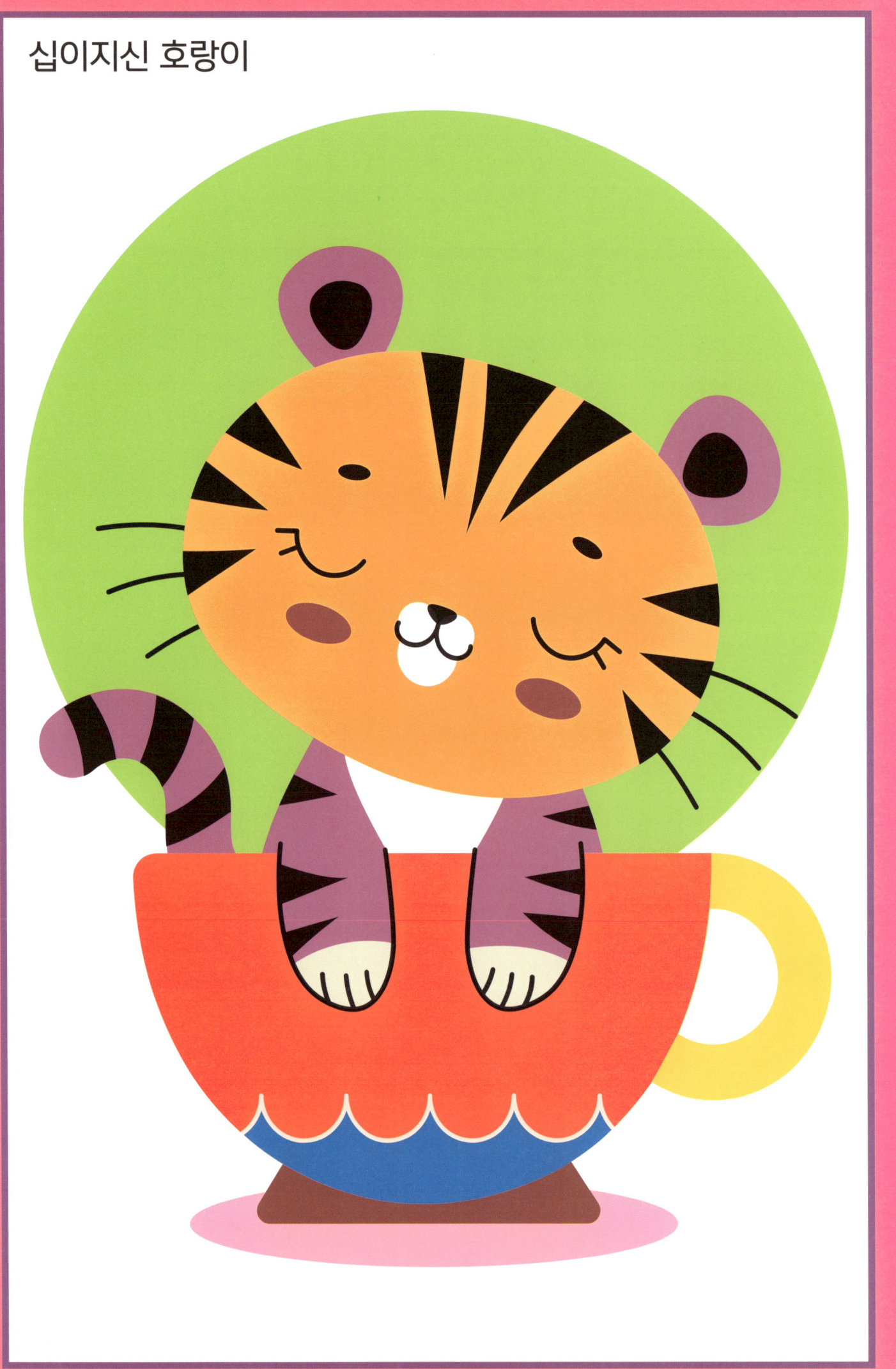

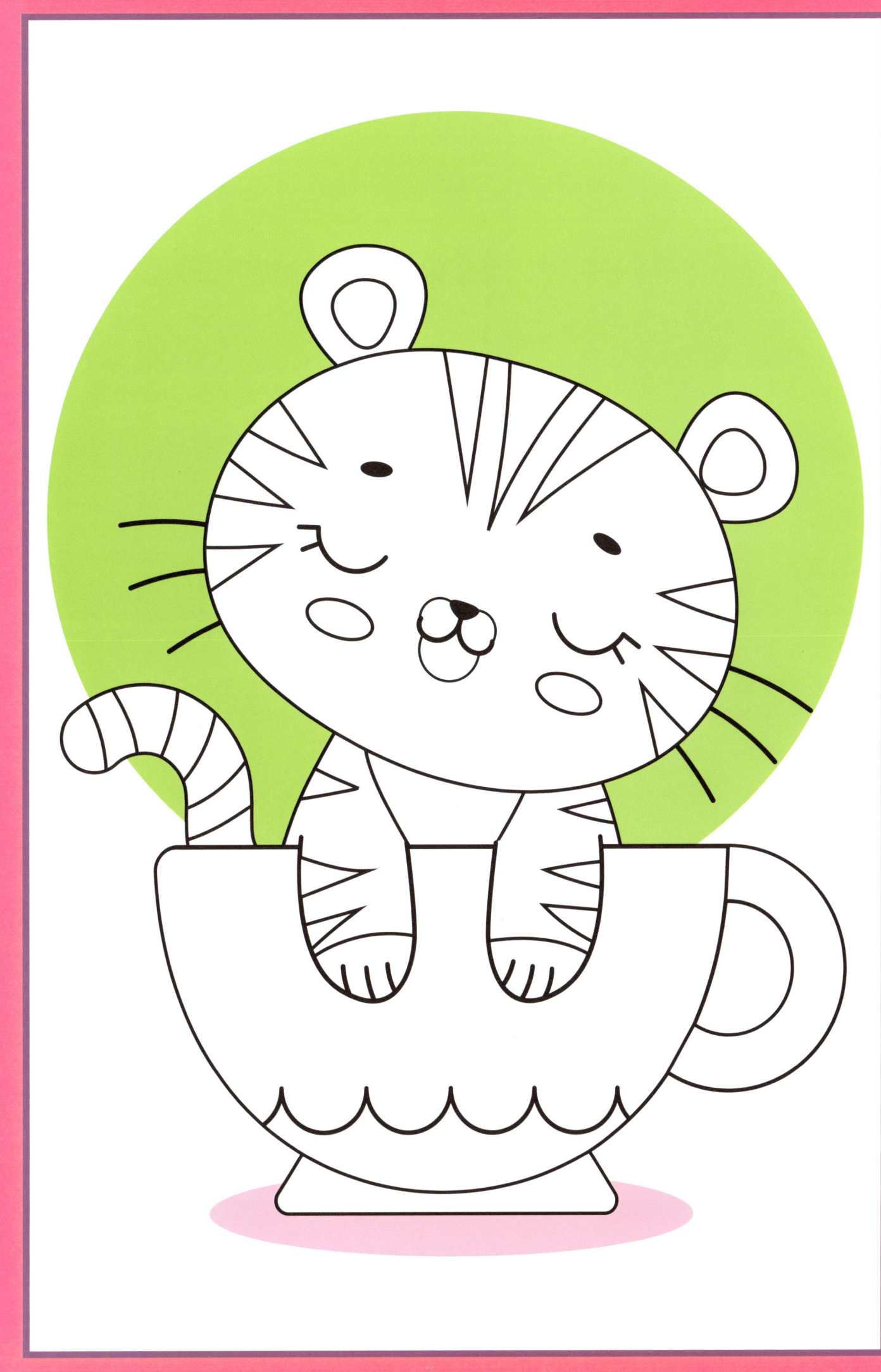

십이지신 토끼

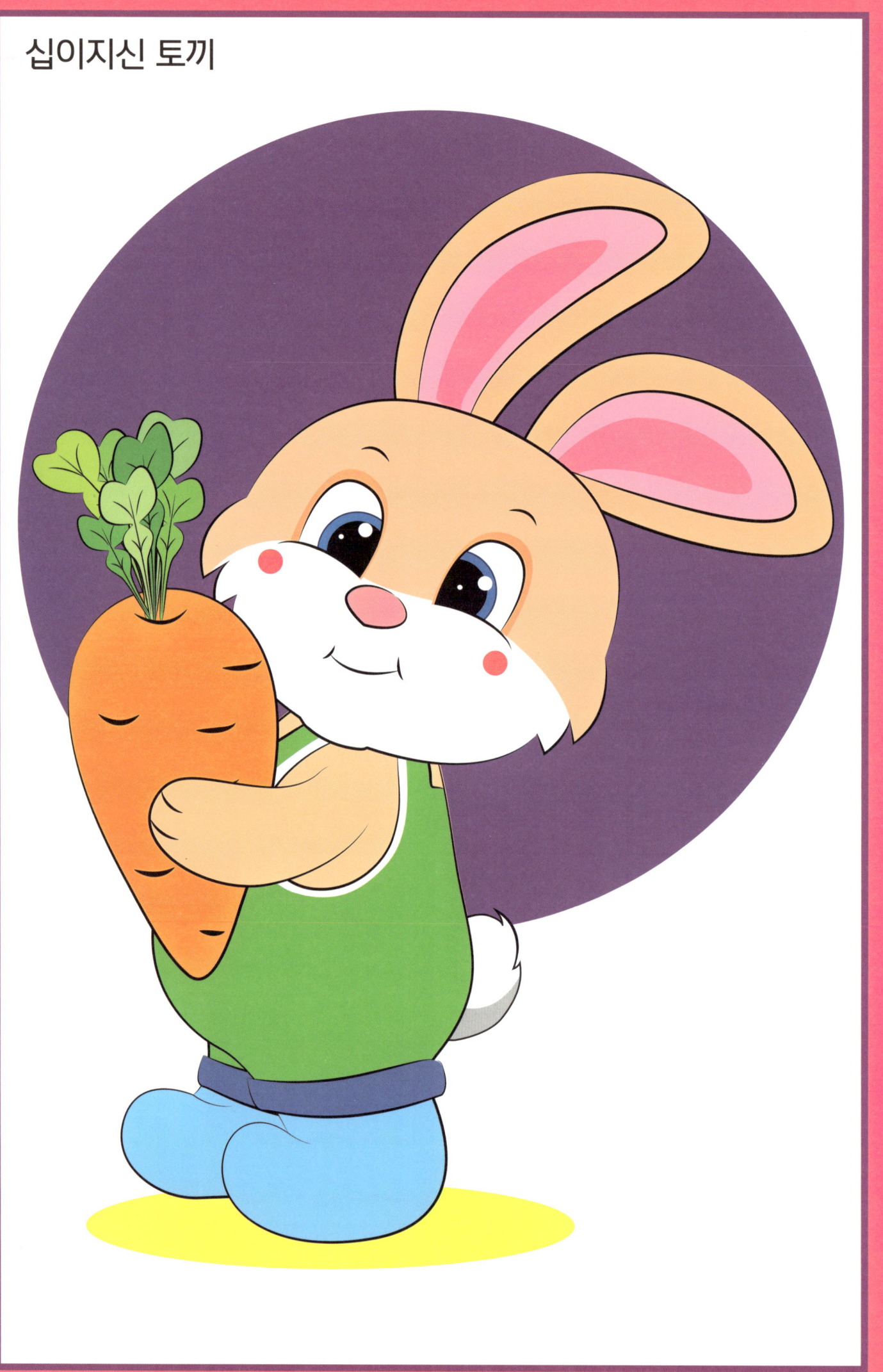

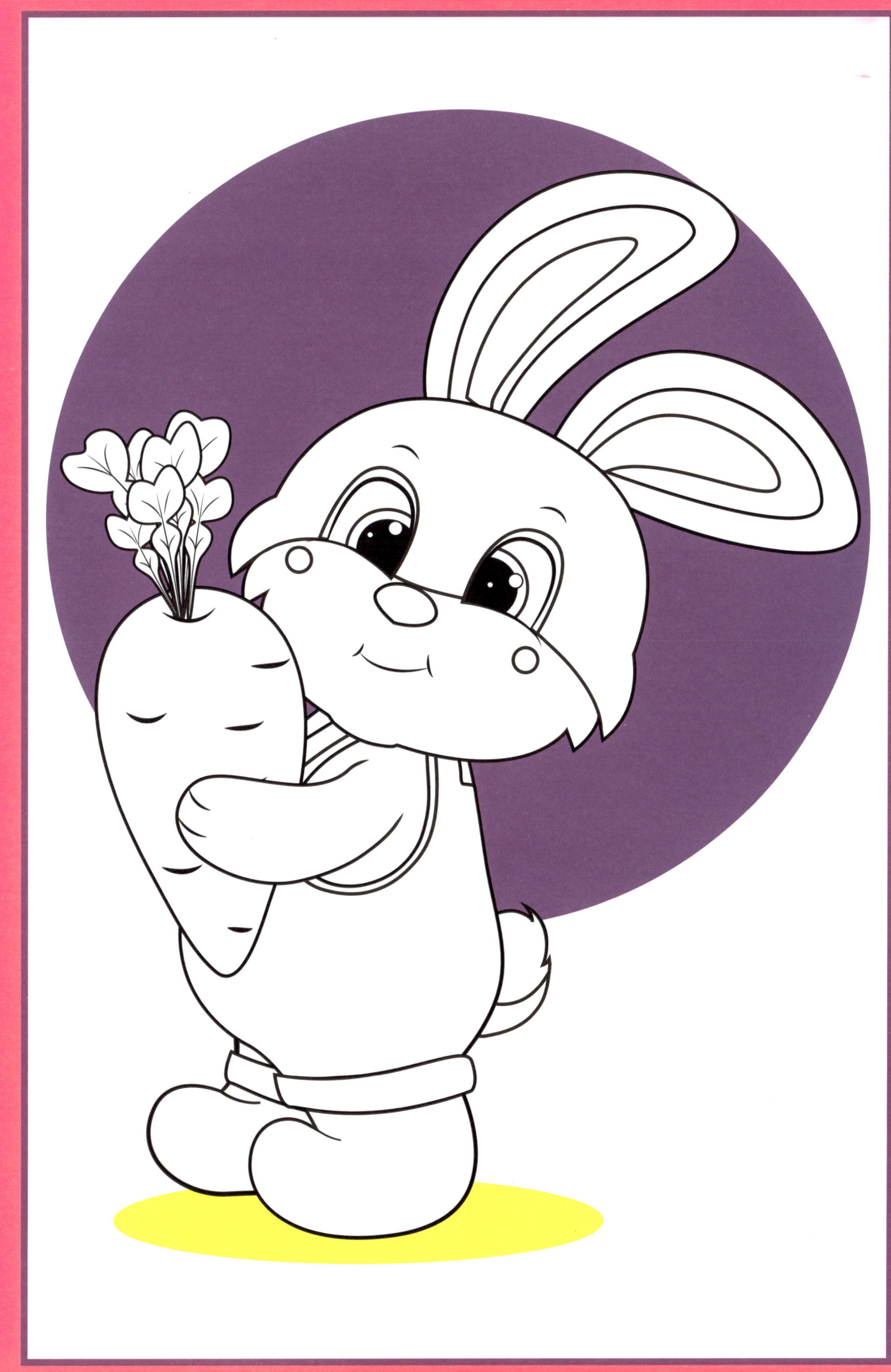

십이지신 용

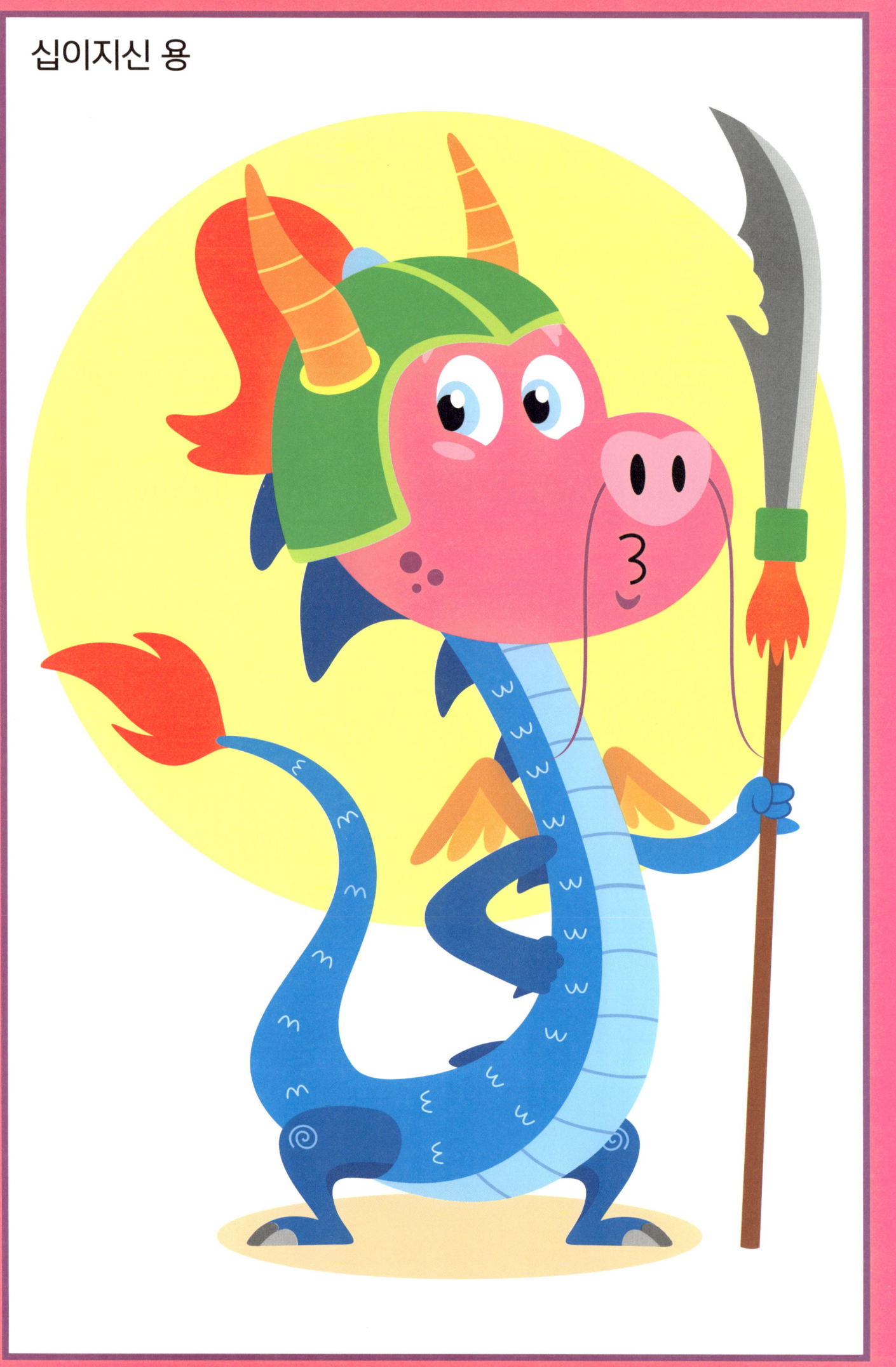

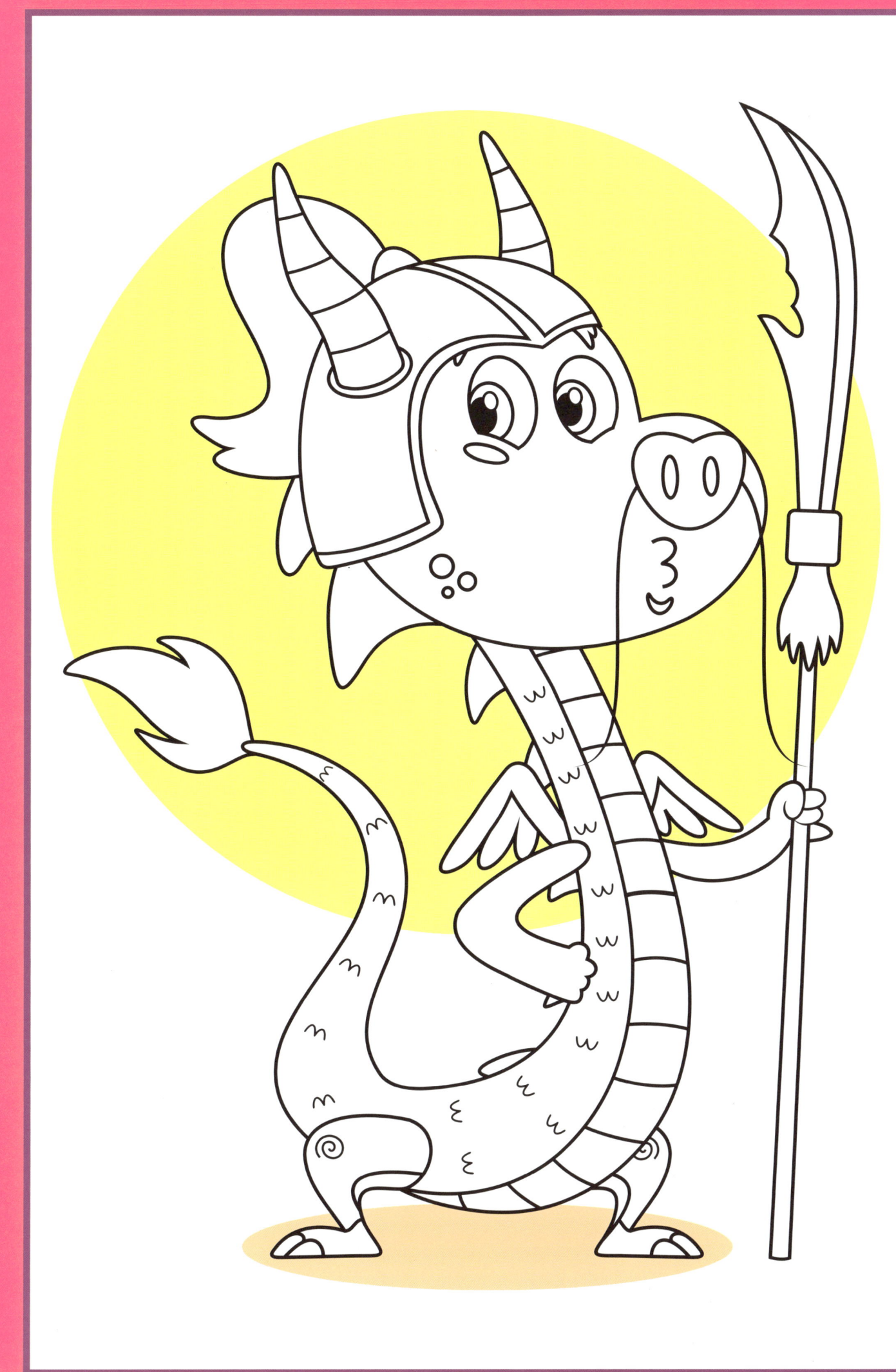

십이지신 뱀

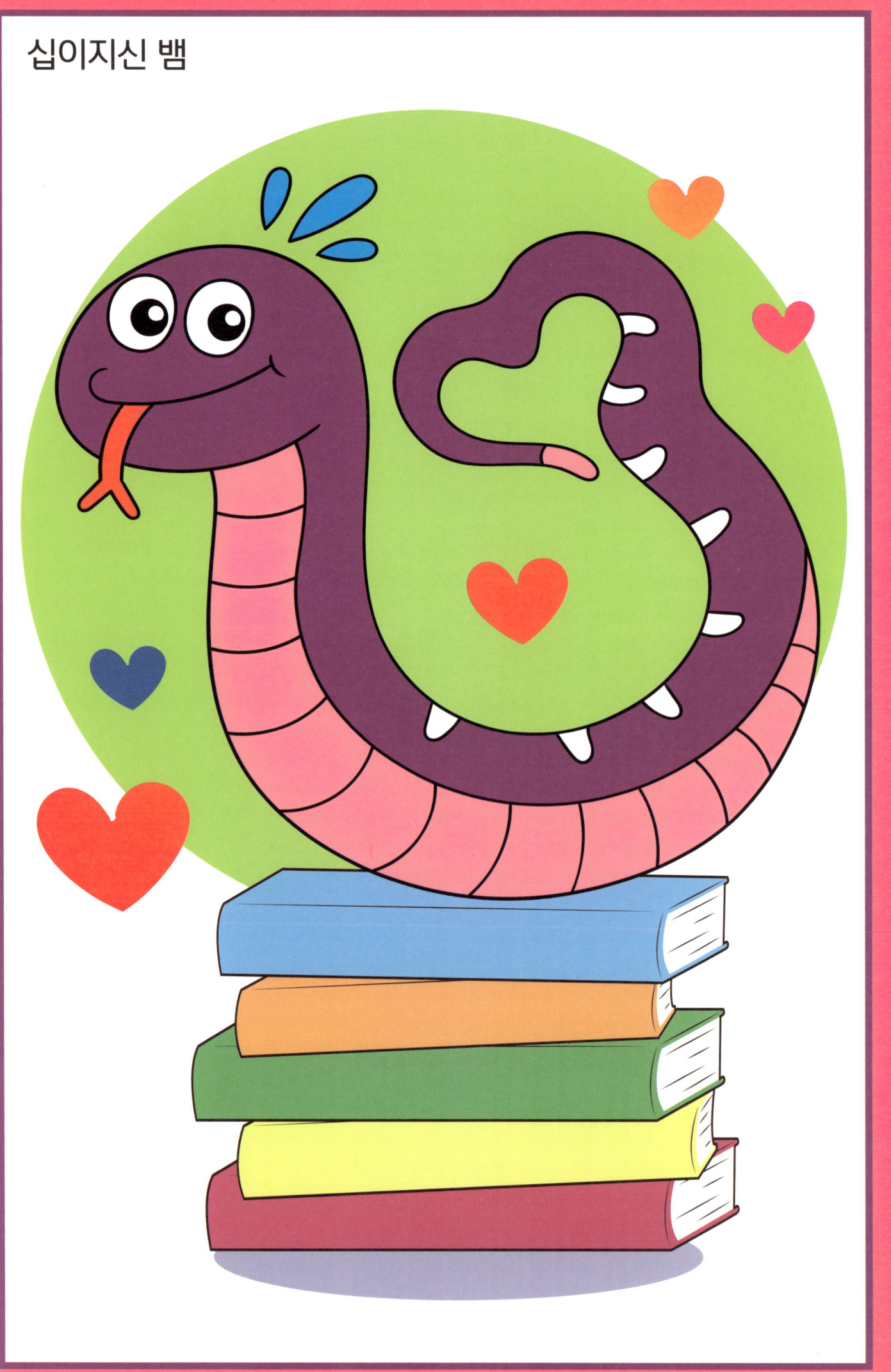

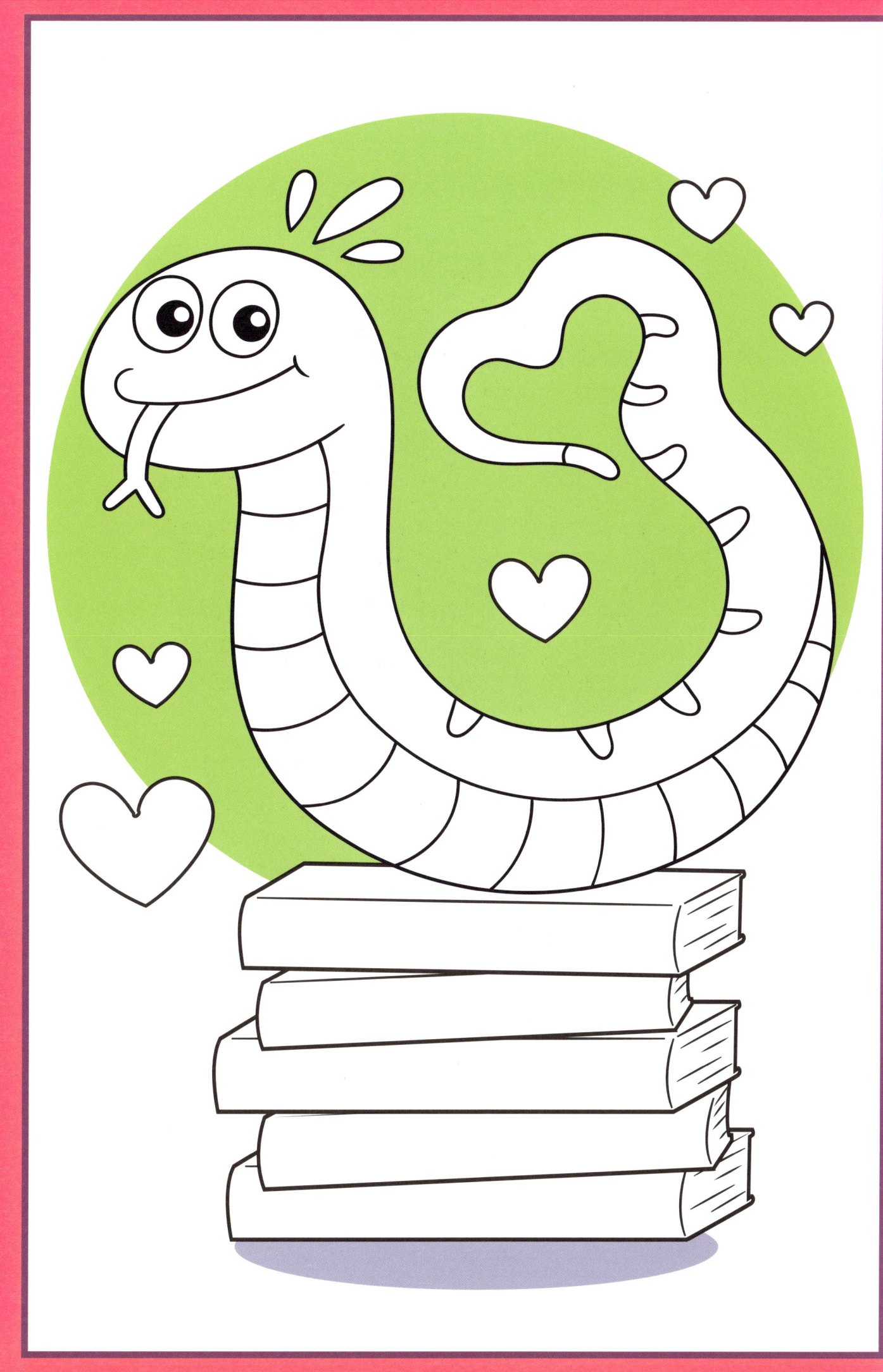

십이지신 말

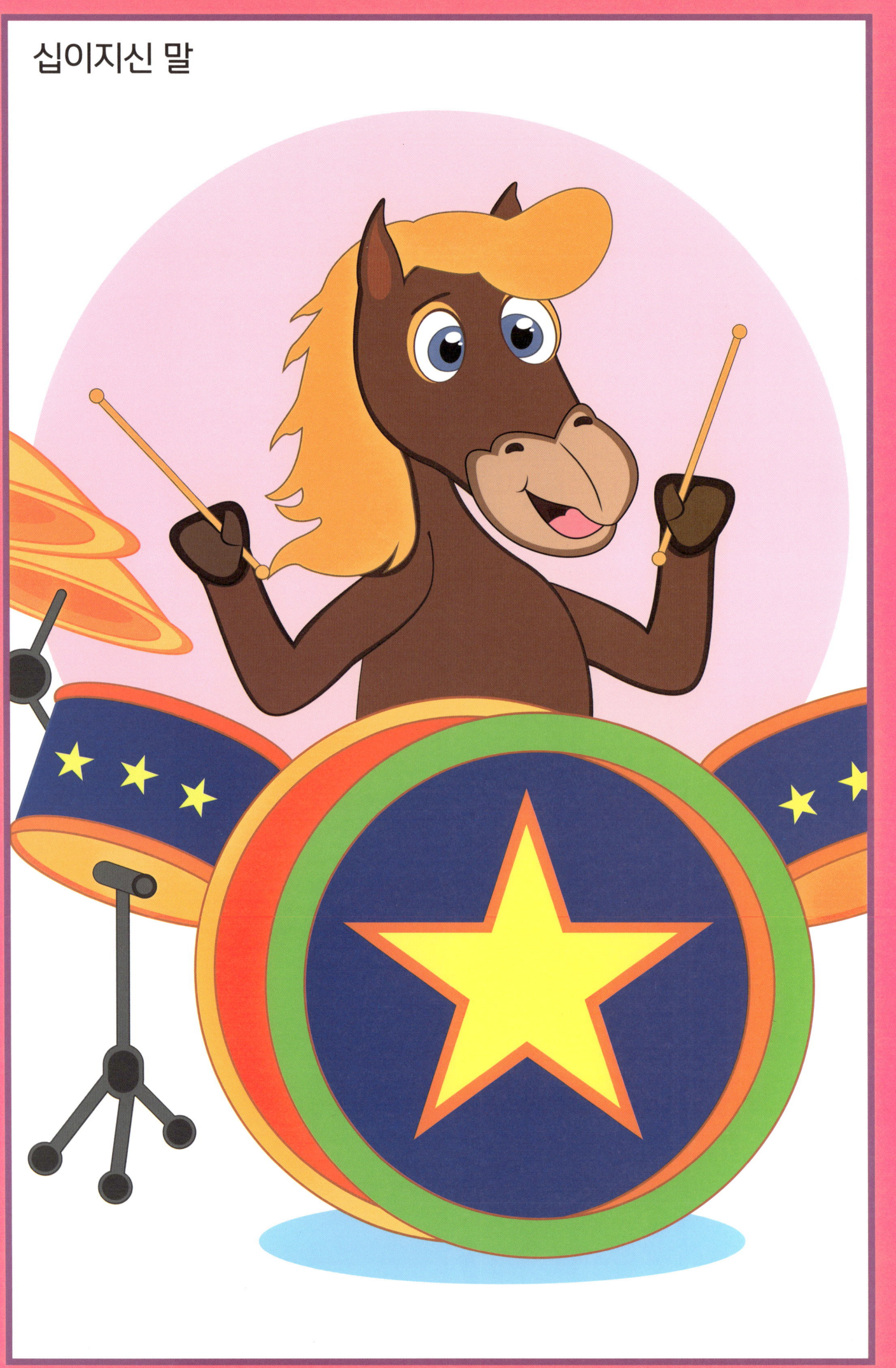

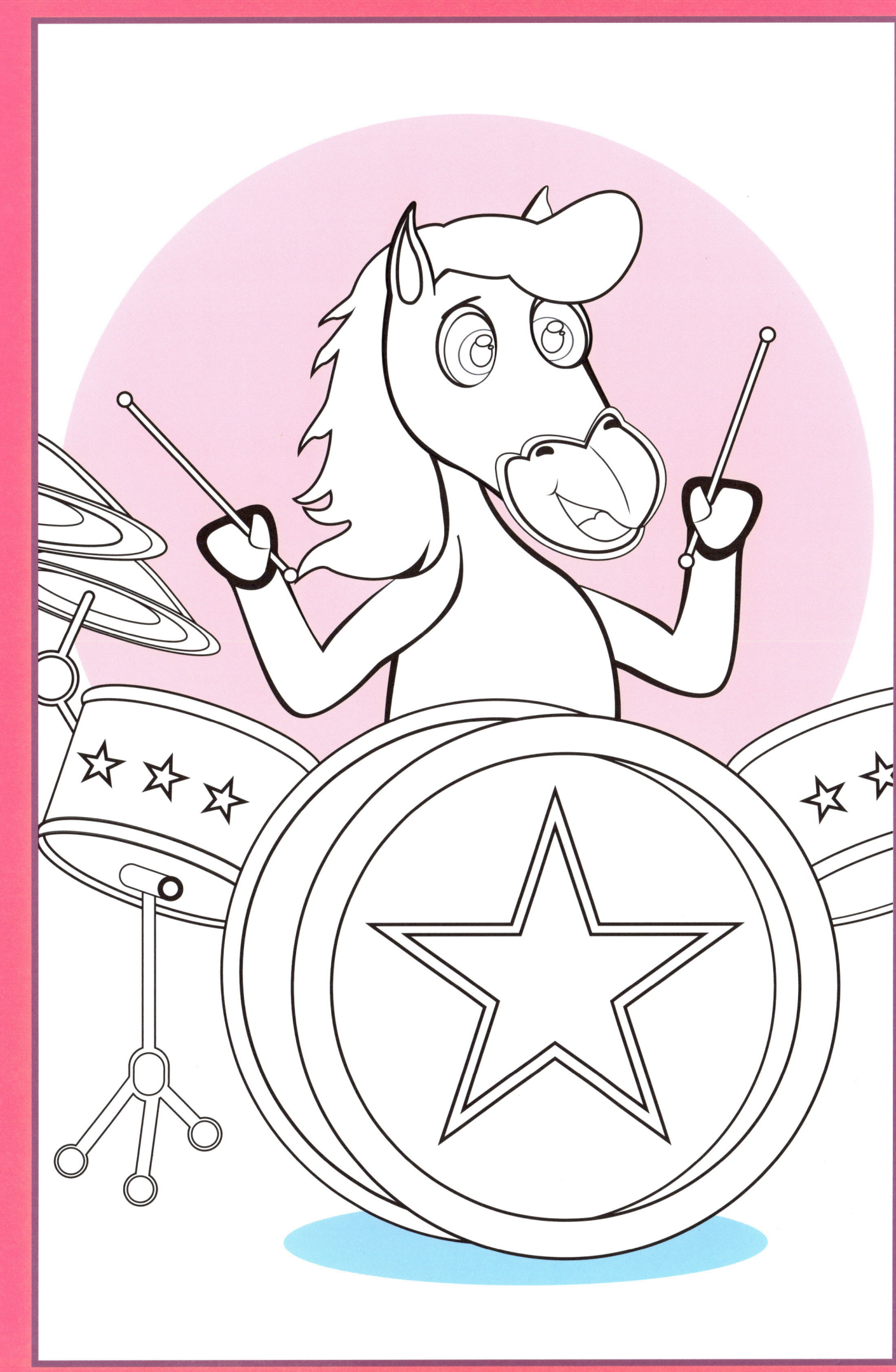

십이지신 양

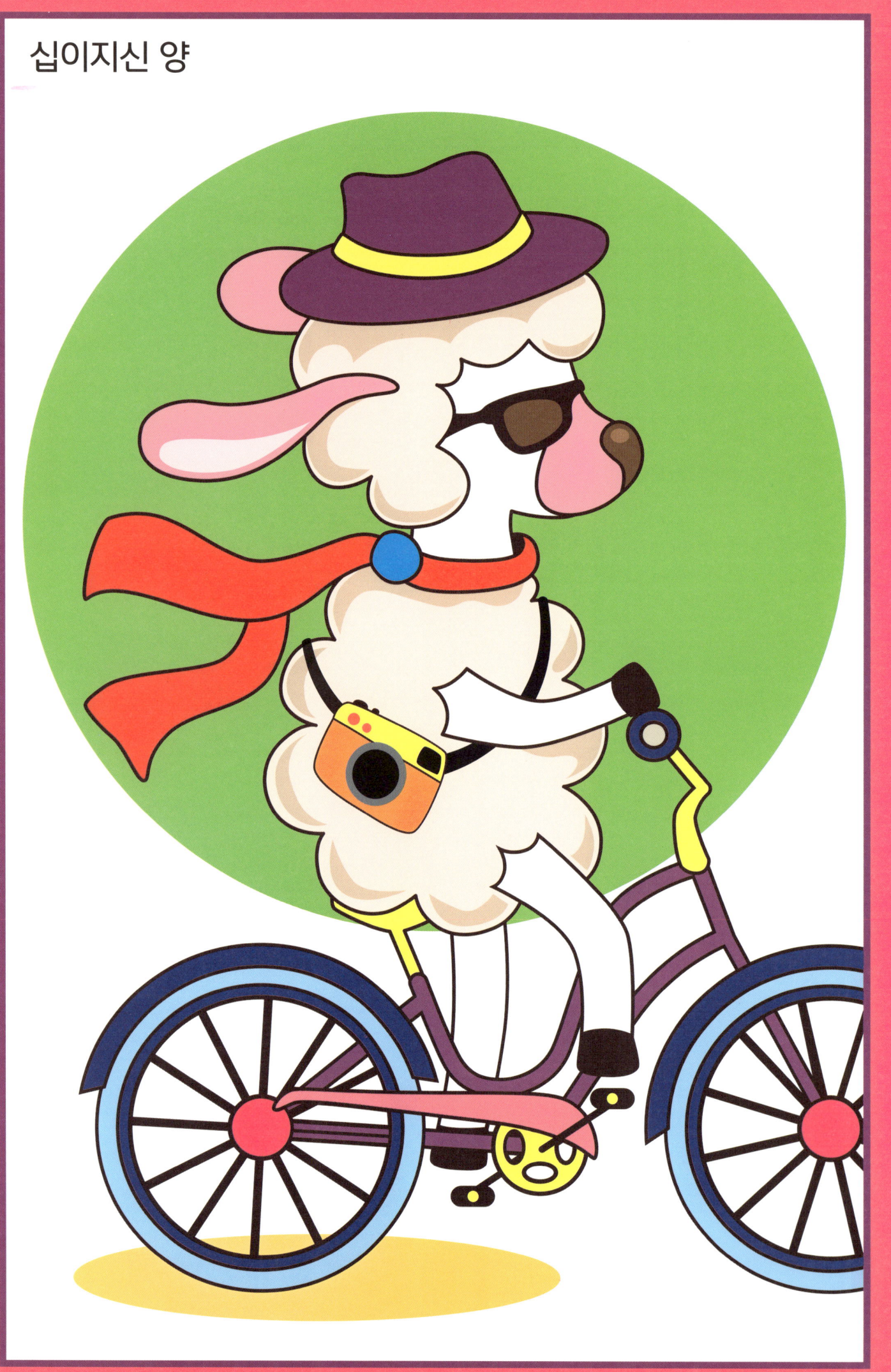

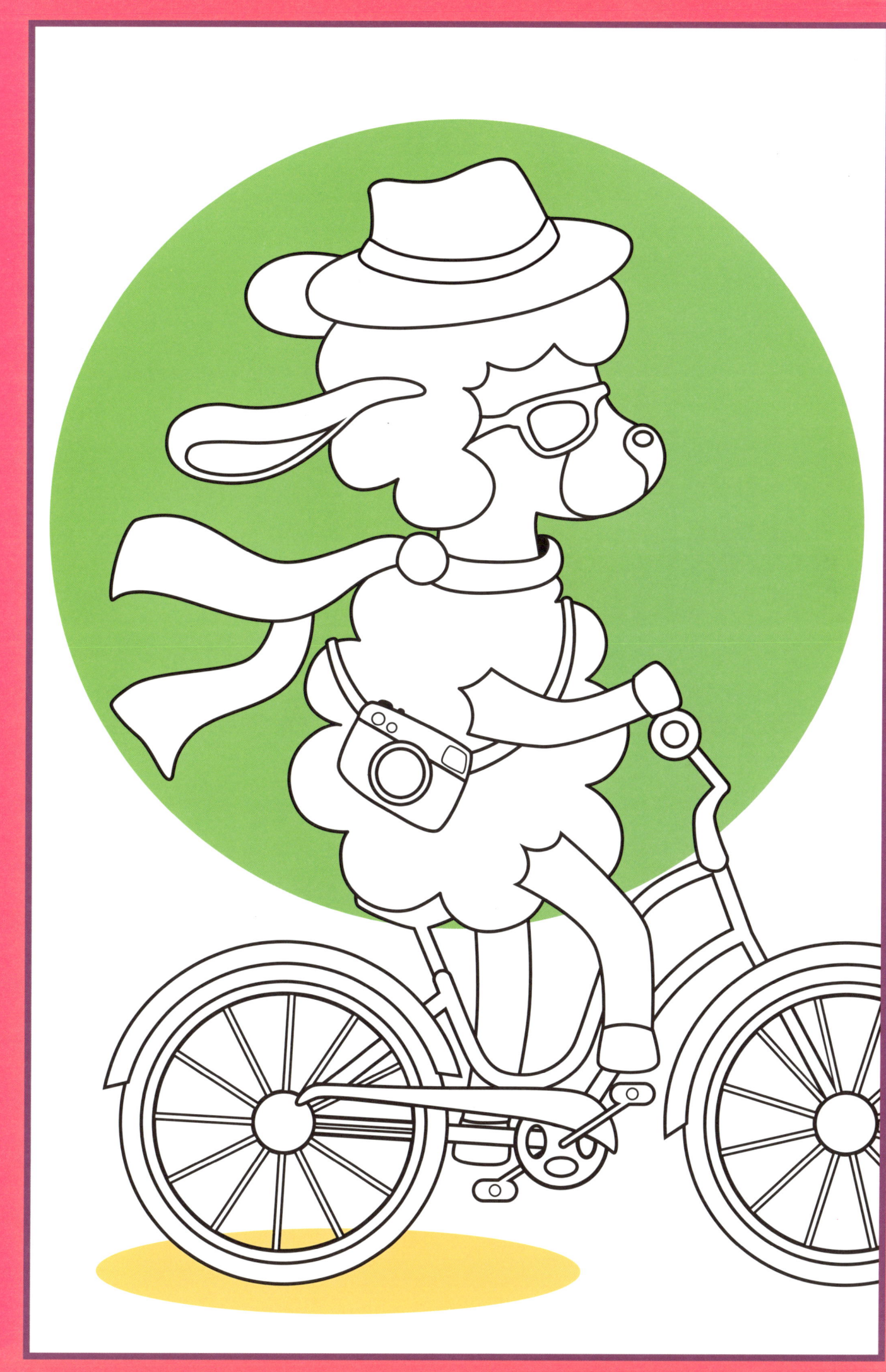

십이지신 원숭이

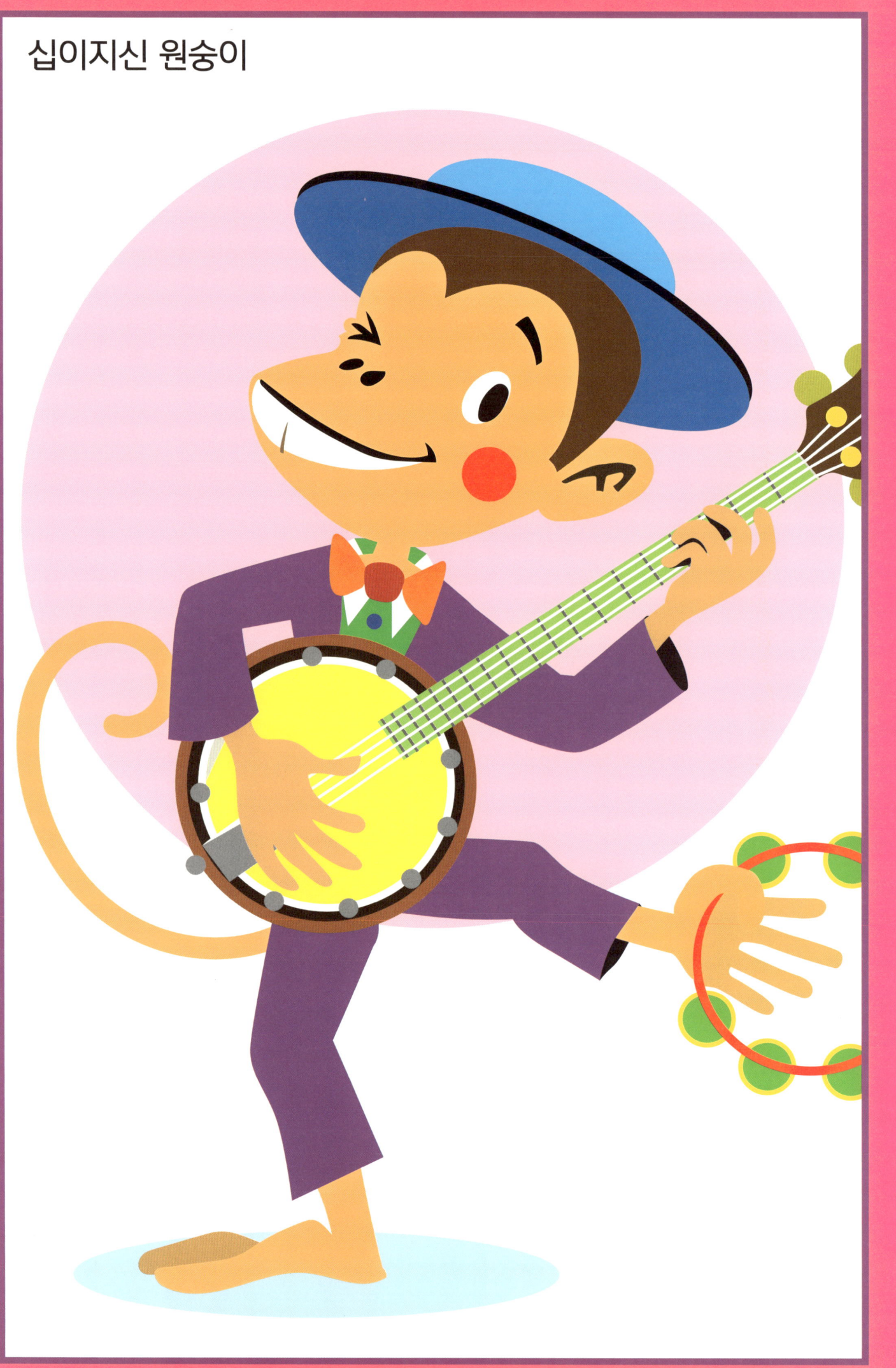

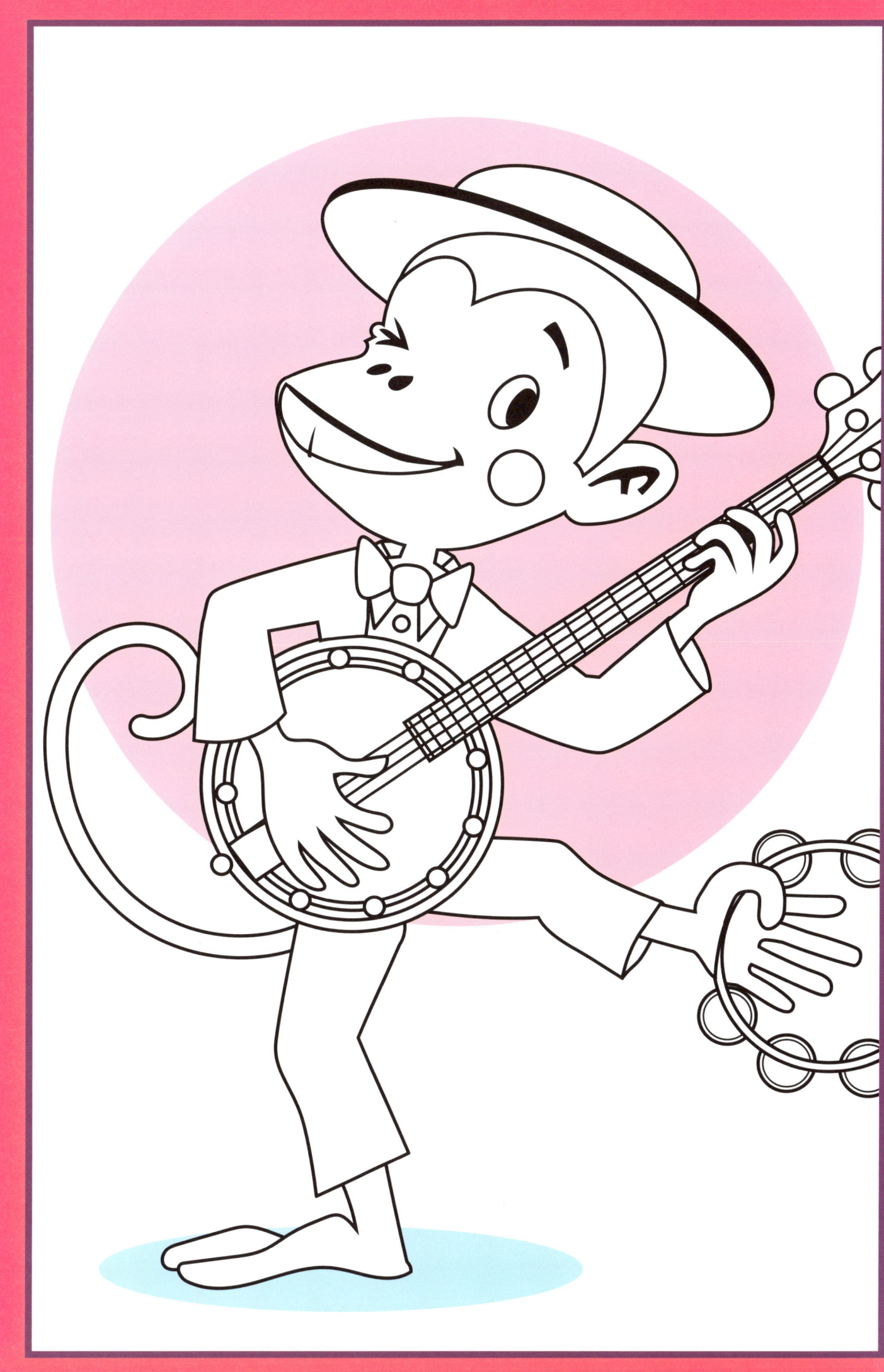

십이지신 닭

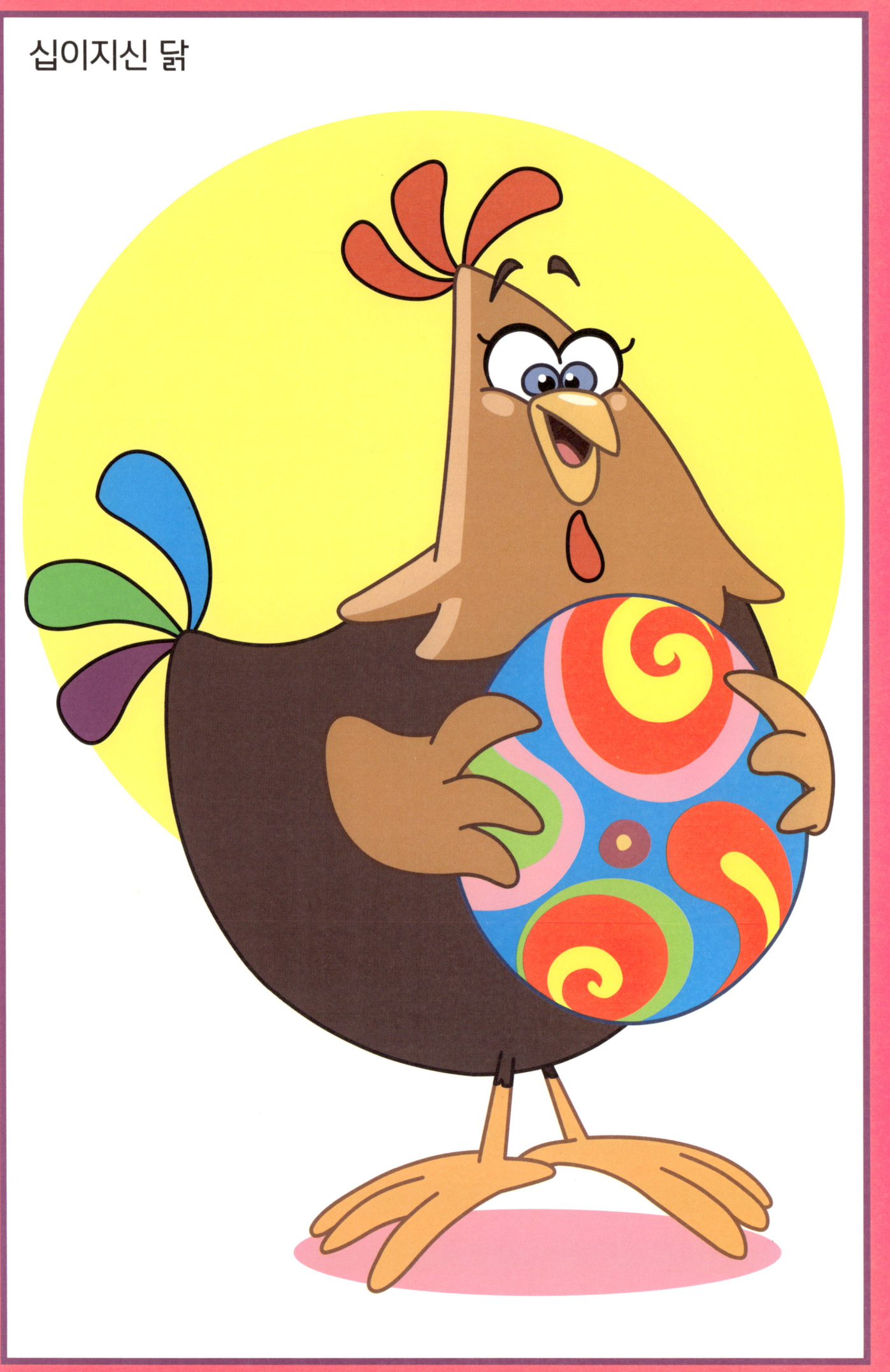

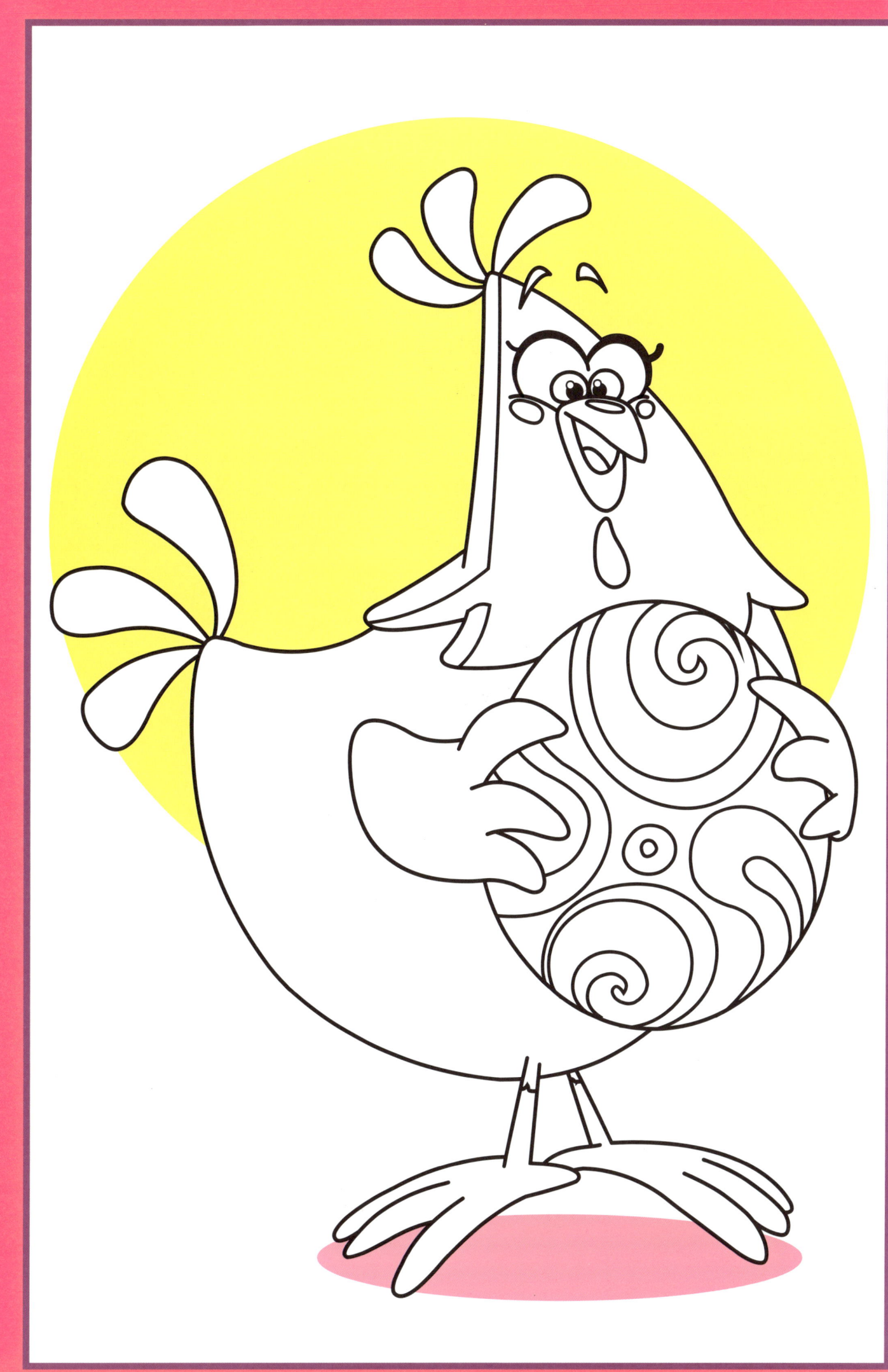

십이지신 개

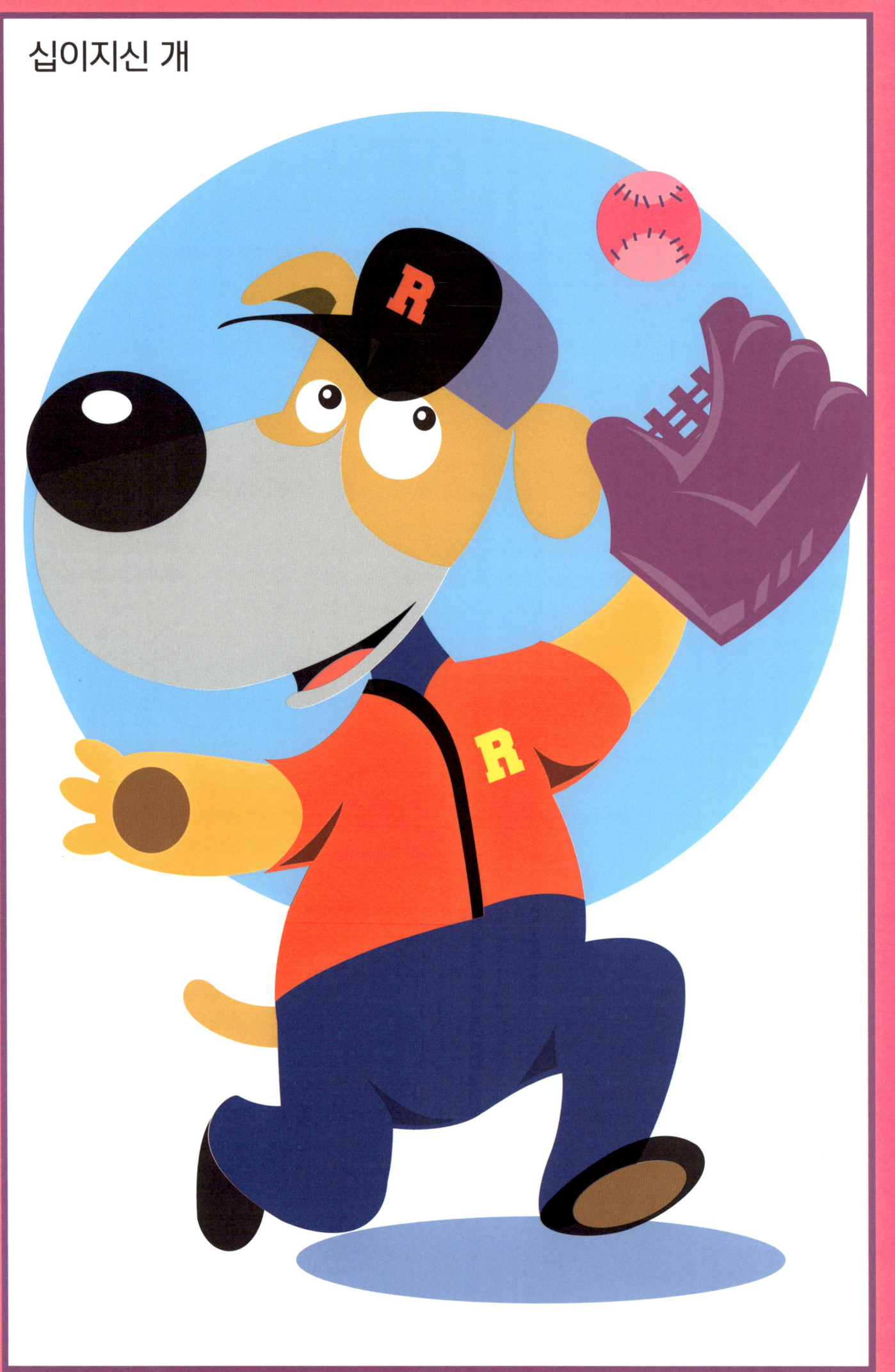

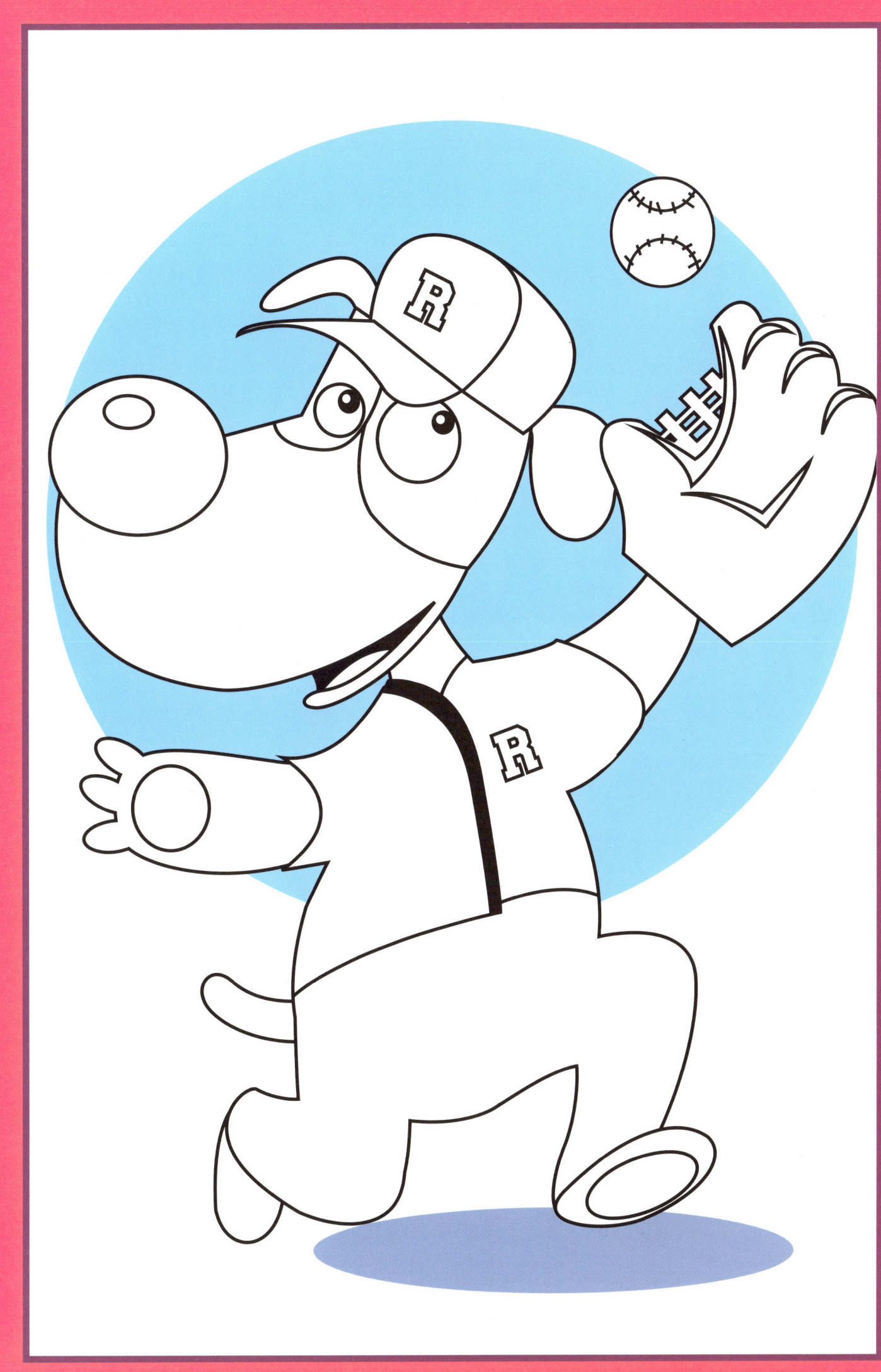

십이지신 돼지

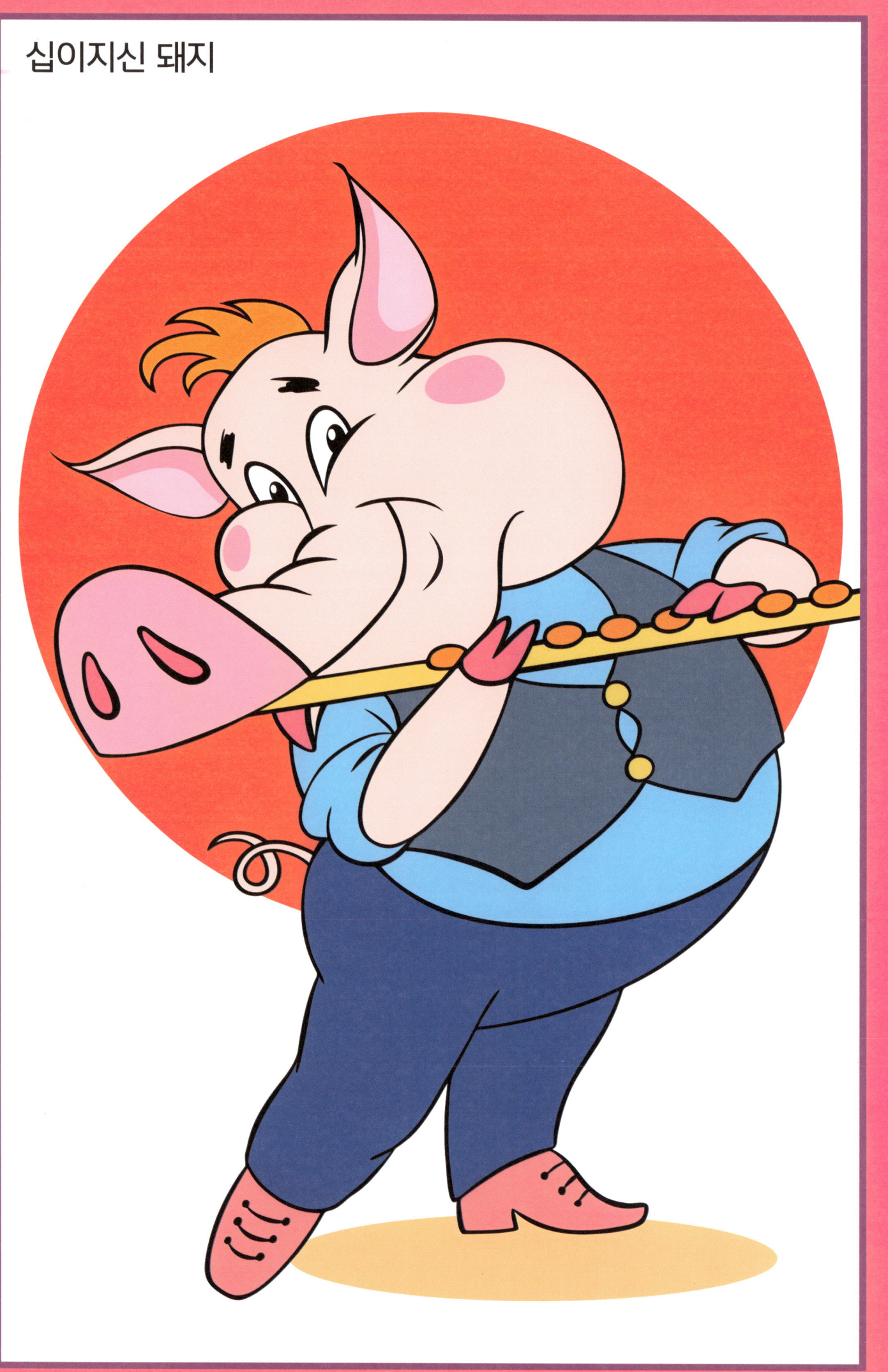

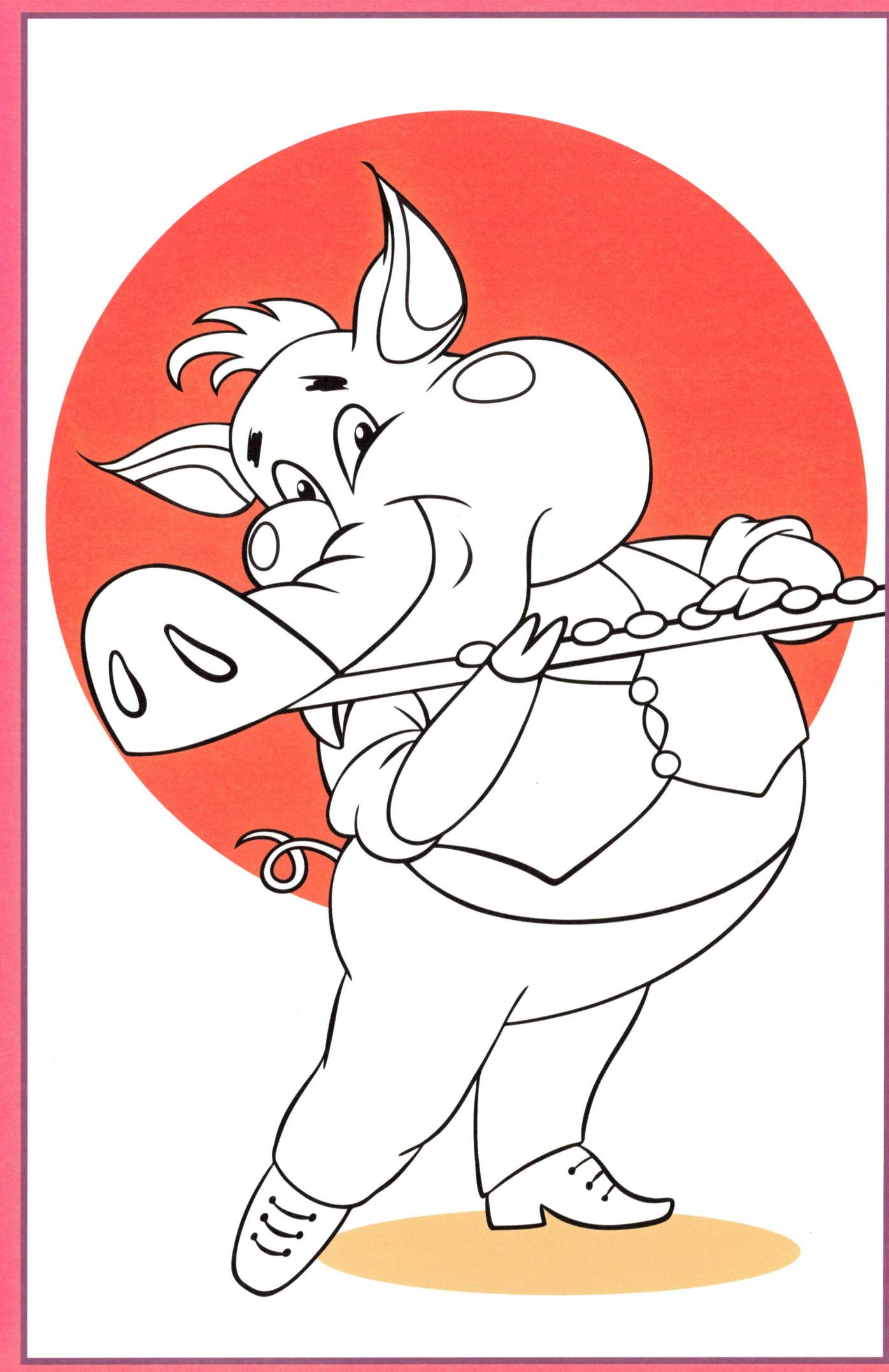

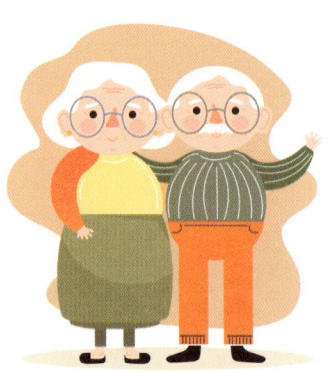

어르신 인지능력 쑥쑥
즐거운 색칠하기

구성 치매예방교육회
펴낸이 최병섭   **펴낸곳** 이가출판사
초판 1쇄 발행 2024년 3월 20일
초판 3쇄 발행 2025년 4월 10일
출판등록 1987년 11월 23일
주소 서울시 영등포구 도신로 51길 4
대표전화 02)716-3767   **팩시밀리** 02)716-3768
E-mail ega11@hanmail.net
ISBN 978-89-7547-131-5 (13650)

※ 책 값은 뒤표지에 있습니다.
※ 잘못 만들어진 책은 구입하신 서점에서 교환해 드립니다.
※ 이 책의 저작권은 이가출판사에 있습니다. 무단전제와 복제를 금합니다.